PROGRAMME RAISONNÉ

DE

LA CHAIRE D'ANATOMIE PATHOLOGIQUE

ET D'HISTOLOGIE

PRÉSENTÉ PAR M. G. PETIT

CHEF DES TRAVAUX ANATOMIQUES À L'ÉCOLE NATIONALE VÉTÉRINAIRE D'ALFORT

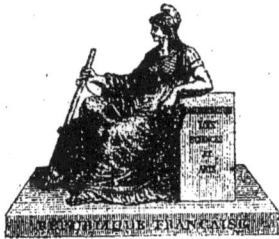

PARIS

IMPRIMERIE NATIONALE

M·DCCC·XCVIII

PROGRAMME RAISONNÉ

DE

LA CHAIRE D'ANATOMIE PATHOLOGIQUE
ET D'HISTOLOGIE

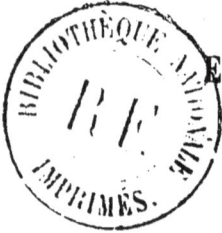

PROGRAMME RAISONNÉ

DE

LA CHAIRE D'ANATOMIE PATHOLOGIQUE

ET D'HISTOLOGIE

PRÉSENTÉ PAR M. G. PETIT

CHEF DES TRAVAUX ANATOMIQUES À L'ÉCOLE NATIONALE VÉTÉRINAIRE D'ALFORT

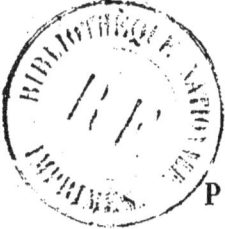

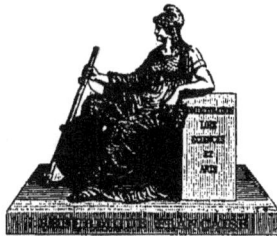

PARIS

IMPRIMERIE NATIONALE

—

M DCCC XCVIII

CONSIDÉRATIONS PRÉLIMINAIRES.

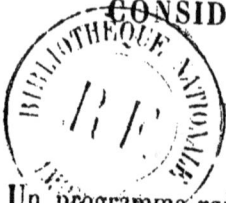

Un *programme raisonné* doit être le tableau succinct des matières d'un enseignement, faisant ressortir la méthode et les procédés d'exécution mis en œuvre pour adapter cet enseignement aux besoins qui l'ont fait naître.

Il permet d'apprécier l'esprit du maître, l'étendue de sa compétence spéciale, la notion qu'il a de l'importance relative des choses de sa chaire, les résultats qu'il pourra obtenir avec ses élèves, la valeur de sa collaboration dans l'œuvre commune à laquelle il est appelé à concourir.

La seule manière de présenter et d'enchaîner les faits scientifiques dans l'ordre le plus conforme à la logique et le plus propre à éclairer l'intelligence des élèves, c'est de procéder toujours du connu à l'inconnu, du simple au composé, de façon à édifier graduellement les connaissances nouvelles sur des notions déjà bien acquises. C'est aussi d'élaguer de l'enseignement ou tout au moins de négliger délibérément les détails puérils, les faits encore mal démontrés, les théories insuffisamment appuyées par l'expérience, tout ce qui, en un mot, présente un caractère marqué d'instabilité.

Telle est la méthode qui a présidé au groupement et à l'exposé des matières faisant l'objet du présent programme.

Mais, au lieu d'en montrer l'application à chaque cas particulier dans une préface qui serait, de ce fait, devenue longue et fastidieuse, on a préféré fournir, à propos de la plupart des leçons, les raisons qui ont déterminé leur rang et motivé leur importance relative dans l'ensemble.

Les recherches nouvelles que provoquera la spécialisation de l'histologie normale et pathologique dans notre enseignement professionnel apporteront sans contredit, avec le temps, des modifications qui adap-

teront de plus en plus ces sciences aux nécessités de la médecine vétérinaire et leur donneront un caractère de précision qu'elles n'ont pu
acquérir encore.

C'est à ces retouches intelligentes et consciencieuses que devront se
consacrer sans relâche ceux qui auront l'honneur d'explorer et de dé-
fricher les premiers le nouveau champ d'investigations ouvert à l'activité
des chercheurs vétérinaires.

*
* *

Ce programme comprend une partie théorique et une partie pratique dont voici les grandes divisions, avec l'importance relative qui
leur est donnée :

I. **Enseignement théorique** (90 leçons).	*A. Histologie et Embryologie* (34 leçons).	1° Histologie générale et Histogénèse (22 leçons).
		2° Organogénèse et anatomie microscopique (12 leçons).
	B. Anatomie pathologique (56 leçons).	1° Anatomie pathologique générale (15 leçons).
		2° Anatomie pathologique spéciale (41 leçons).
II. **Enseignement pratique** (42 démonstrations).		1° *Exercices pratiques d'histologie normale* (15 séances).
		2° *Exercices pratiques d'histologie pathologique* (17 séances).
		3° *Exercices pratiques d'autopsies* (10 conférences pratiques et 8 séances).

Il importe d'ajouter que l'enseignement de l'Anatomie pathologique, tel qu'on vient d'en fournir l'économie succincte, sera complété par des conférences pratiques, en nombre forcément indéterminé, auxquelles donneront lieu les cadavres intéressants provenant
des hôpitaux ou envoyés au service.

Il ne semble pas très nécessaire d'insister pour faire ressortir l'importance qu'elles offriront. Alors qu'à l'amphithéâtre, pour se soumettre à la méthode descriptive rigoureuse qui consiste à suivre un ordre d'avance tracé, on sera obligé de s'occuper des lésions organe par organe, pour ainsi dire, dans les conférences en question devront être au contraire envisagées, et montrées, la totalité des altérations déterminées par la ou les causes morbigènes.

PROGRAMME EN 90 LEÇONS

DE

LA CHAIRE D'ANATOMIE PATHOLOGIQUE

ET D'HISTOLOGIE

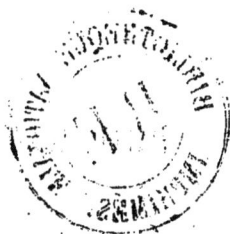

TABLE DES LEÇONS.

A. — PROGRAMME D'HISTOLOGIE.

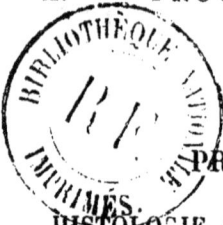

PREMIÈRE PARTIE.

HISTOLOGIE GÉNÉRALE ET HISTOGÉNÈSE.

(22 LEÇONS.)

DEUXIÈME PARTIE.
ORGANOGÉNÈSE ET ANATOMIE MICROSCOPIQUE.
(12 LEÇONS.)

B. — PROGRAMME D'ANATOMIE PATHOLOGIQUE.

PREMIÈRE PARTIE.

ANATOMIE PATHOLOGIQUE GÉNÉRALE.

(15 LEÇONS.)

DEUXIÈME PARTIE.

ANATOMIE PATHOLOGIQUE SPÉCIALE.

(41 LEÇONS.)

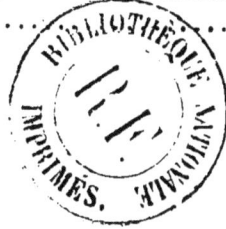

PROGRAMME D'HISTOLOGIE

PREMIÈRE PARTIE

HISTOLOGIE GÉNÉRALE ET HISTOGÉNÈSE

(22 leçons)

1ʳᵉ LEÇON.

Historique sommaire de l'anatomie générale. Anatomie de la cellule.

Membrane, protoplasma, noyau, sphères attractives et centrosomes; organes accessoires ou accidentels. — Volume et forme des cellules.

L'étude de l'anatomie et de la physiologie cellulaires a sa place marquée en tête du cours d'histologie. Cette double connaissance est l'indispensable introduction aux études biologiques en général et médicales en particulier.

Durant ces trente dernières années, la Cellule, grâce à un remarquable perfectionnement de l'instrumentation et de la technique, a été l'objet de recherches *considérables*, ayant pour but d'en élucider la structure et le fonctionnement si variables. Il paraît néanmoins possible d'exposer, en deux leçons seulement, les résultats essentiels et définitifs de la cytologie.

La première de ces leçons est consacrée à l'étude de l'*Anatomie de la Cellule*, précédée d'un *Historique sommaire de l'Anatomie générale*. On envisagera successivement : la membrane d'enveloppe, le protoplasma, le noyau, les sphères attractives et centrosomes, sur la permanence et le rôle desquels on n'est pas encore définitivement fixé, certains organes accessoires ou accidentels, et enfin le volume et la forme des cellules.

On insistera surtout, bien entendu, sur le protoplasma et le noyau, ces deux parties fondamentales.

A. Historique sommaire de l'anatomie générale.

1ʳᵉ période : Du xvɪᵉ siècle (invention du microscope) au commencement du xɪxᵉ (Bichat).

Doctrines fantaisistes. — Découvertes durables.

2ᵉ période : Première moitié du xɪxᵉ siècle.

Bichat, fondateur de l'anatomie générale: — analyse de son œuvre. Systèmes et tissus.

1.

— Invention des lentilles achromatiques. — Remarquables travaux des botanistes. — Théorie du blastème. — Découverte de l'évolutilité des éléments; théorie cellulaire.

3ᵉ période : Seconde moitié du xixᵉ siècle.

Perfectionnement de l'instrumentation et de la technique. — Orientation des travaux vers l'histogénèse. — Progrès continus de l'histologie normale et pathologique. — Découvertes cytologiques.

B. — Anatomie de la cellule.

1. Membrane d'enveloppe :

Membranes vraies et épaississements exoplastiques. — Nature, origine, structure, rôle. — Variétés de membranes.

2. Protoplasma :

Caractères. — Composition chimique. — Structure; principales théories. — Granulations protoplasmiques; leur importance. — Propriétés histo-chimiques du protoplasma. — Dessiccation et vie latente; réviviscence. — Variation d'abondance dans ses rapports avec l'état de différenciation des éléments et la vitalité cellulaire. — Élaborations protoplasmiques diverses.

3. Noyau :

Constance. — Noyau diffusé. — Situation. — Volume. — Forme. — Nombre. — Réactions histo-chimiques. — Structure (membrane nucléaire, charpente chromatique, nucléoles).

4. Sphères attractives et centrosomes.

5. Organes cellulaires accessoires ou accidentels :

Noyaux accessoires de Metchnikoff et Balbiani. — Vésicule embryogène. — Vacuoles; importance physiologique. — Leucites des végétaux. — Amas lécithiques des œufs. — Cristalloïdes.

Volume et forme des cellules :

Principaux types cellulaires.

2ᵉ LEÇON.

Physiologie de la Cellule.

Fonctions végétatives, de relation et de reproduction. — Évolutilité.

La connaissance de la physiologie cellulaire résulte d'une observation pour ainsi dire exclusivement microscopique. Comme telle, on doit la rattacher au présent cours. — L'étude des *fonctions végétatives* permettra d'élucider le délicat problème de l'assimilation et de la désassimilation, de mettre en évidence le pouvoir réducteur du protoplasma et de déterminer, en même temps que les sources de l'énergie vitale, les principales transformations subies par les albuminoïdes en vue de la nutrition cellulaire, depuis le moment de leur introduction dans l'organisme sous la forme d'aliments. — Les *fonctions de relation* seront l'occasion d'une étude détaillée de l'amiboïdisme, propriété cellulaire dont MM. Ranvier, Metchnikoff et tant d'autres ont fait ressortir la double importance physiologique et pathologique. — L'étude des différents modes de *reproduction* de la Cellule et celle de ses *aptitudes évolutives* complétera son histoire. Il ne suffit pas, en effet, d'apprendre comment la Cellule se nourrit, s'accroît et réagit aux multiples excitations qui lui parviennent, il faut encore savoir comment elle se reproduit, d'où elle vient, quelle est la nature ainsi que la durée de son fonctionnement, et par quel mécanisme variable elle disparaît, emportée par l'usure vitale.

1. **Fonctions végétatives de la Cellule :**

Assimilation et désassimilation. — Définition. — Complexité de leur étude. — Examen détaillé des transformations subies par les albuminoïdes en vue de l'assimilation. — Pouvoir réducteur du protoplasma. — Vie anaérobie et aérobie de la Cellule. — Produits définitifs et intermédiaires résultant de la simplification et du morcellement progressifs de la molécule nutritive. — Destination de ces produits. — Les différentes sources de l'énergie vitale.

2. **Fonctions de relation :**

Irritabilité protoplasmique; différents modes réactionnels.

ÉTUDE SPÉCIALE DES MOUVEMENTS CELLULAIRES.

a. *Mouvements intra-cellulaires.* — Vacuoles. — Boules sarco-
diques. — Mouvement brownien.

b. *Mouvements cellulaires proprement dits.* — Spermatozoïdes. —
Cils vibratiles. — Amibes. — L'amiboïsme chez les êtres
pluricellulaires : globules blancs, clasmatocytes, endothéliums. — Étude particulière du globule blanc : propriétés
et fonctions. — Diapédèse. — Chimiotaxie. — Phagocytose.

3. Fonctions de reproduction :

Différents modes de multiplication; généralités.
Amitose et mitose.

a. *Multiplication par le mode endogène.*

b. *Multiplication par scission.*

c. *Multiplication par bourgeonnement.*

d. *Multiplication par karyokinèse :* α, phénomènes nucléaires; —
β, phénomènes protoplasmiques; — γ, rôle présumé des
centrosomes.

Conditions dans lesquelles la multiplication cellulaire est possible.
Généralités sur le « retour à l'état embryonnaire ».

4. Évolutilité de la Cellule :

Courbe évolutive de la Cellule. — Examen des phases suivantes :

a. Genèse des cellules;

b. Durée des cellules;

c. Mort des cellules.

3ᵉ LEÇON.

Les cellules sexuelles : structure ; développement ; maturation. — Fécondation et segmentation.

Comme l'a montré M. le professeur M. Duval (Précis d'histologie), il est rationnel de faire immédiatement suivre l'étude générale de la Cellule de l'étude particulière des éléments sexuels, envisagés dans leur structure, leur développement et leur destinée. La *structure* de l'ovule et du spermatozoïde peut d'ailleurs être considérée comme un paragraphe spécial de la cytologie et comme se rattachant par suite aux leçons qui précèdent ; leur *destinée*, c'est-à-dire *leur* maturation, puis la fécondation et la segmentation de l'ovule fécondé, outre qu'elle complète leur histoire, sert encore d'introduction nécessaire à l'étude du développement des *feuillets blastodermiques* (V. 4ᵉ leçon).

1. **Ovule et Ovogénèse :**

   A. *L'élément femelle ou ovule.* — *a.* Ovule des mammifères. — *b.* Œuf de l'oiseau.

   B. *Ovogénèse* (V. 25ᵉ et 32ᵉ Leçons). — Évolution des follicules de de Graaf dans la couche corticale de l'ovaire. — Ovisacs primordiaux et à maturité. — Déhiscence des follicules et destinée de l'ovule. — Étude des mêmes phénomènes chez l'oiseau.

2. **Spermatozoïde et Spermatogénèse :**

   A. *L'élément mâle ou spermatozoïde.* — Signification morphologique. — Structure. — Propriétés et rôle. — Différentes variétés de spermatozoïdes.

   B. *Spermatogénèse* (V. 31ᵉ leçon). — Canalicules séminifères. — Formation des spermatoblastes : cellules de Henle, de Kolliker, de Sertoli ; autres nomenclatures. — Mode de transformation des spermatoblastes en spermatozoïdes.

3. **Maturation des cellules sexuelles** : Définition. — But.

    A. *Maturation de l'ovule.* — Formation et élimination des « globules polaires »; leur signification.

    B. *Maturation du spermatozoïde.* — Réduction chromatique effectuée dans l'intérieur même du tube séminifère ; mécanisme de cette réduction.

4. **Fécondation** :

    Lieu et mode de pénétration du spermatozoïde dans l'ovule. — Pronucléus mâle et pronucléus femelle. — Mécanisme *intime* de la fécondation. — Composition du noyau de l'ovule fécondé. — La chromatine et l'hérédité. — Les centrosomes dans la fécondation; rôle encore hypothétique de l'ovocentre et du spermocentre.

5. **Segmentation** :

    Loi de Balfour. — Œufs holoblastiques et méroblastiques. — Segmentations égale, inégale, discoïdale; exemples. — Mode de constitution de la « morula. »

4ᵉ LEÇON.

Développement des feuillets blastodermiques chez l'amphioxus, l'oiseau et le mammifère. — Dérivations blastodermiques; tableau de la classification des tissus.

Il importe maintenant d'étudier le développement des feuillets blastodermiques et de fixer leurs dérivations. On pourra ensuite classer les tissus d'après leur origine; il n'est pas de classification plus scientifique ni meilleure. La présente leçon est d'ailleurs absolument reliée à la précédente, dans laquelle on s'est occupé de la fécondation et de la segmentation, phénomènes qui caractérisent le début du développement.

Il paraît indispensable d'étudier *parallèlement* le développement du blastoderme chez l'amphioxus, l'oiseau et le mammifère. En effet, l'on procède ainsi du simple au compliqué, ce qui est toujours la meilleure méthode, et il faut d'autre part reconnaître qu'il est impossible de bien comprendre la signification des différents stades évolutifs parcourus par l'embryon de mammifère, sans l'étude préalable de développements indiscutablement établis, au moins dans leurs grandes lignes, comme ceux de l'amphioxus et de l'oiseau.

Cette façon de présenter les choses est, semble-t-il, plus démonstrative et plus scientifique, en même temps que plus claire.

Les dérivations blastodermiques, groupées en un tableau, seront indiquées à la fin de la leçon. On n'y insistera pas autrement, puisqu'il doit en être parlé ultérieurement d'une façon plus complète (V. 23ᵉ, 24ᵉ et 25ᵉ leçons). Mais cette énumération, qui présente d'autre part l'avantage de résumer en quelque sorte la leçon, est précieuse pour justifier immédiatement la classification des tissus adoptée dans ce programme (V., au commencement du volume, l'ordre de leur étude).

1. Formation du blastoderme chez l'amphioxus :

Segmentation. Morula. Blastula. — Gastrula; généralités. — Destination des feuillets primordiaux de l'embryon. — Formation de la plaque, de la gouttière, du canal médullaires (ectoderme). — Formation de la corde dorsale, du tube digestif, du feuillet moyen et de la cavité cœlomique (entoderme). — Changements de forme de la gastrula; canal neurentérique.

2. **Formation du blastoderme chez l'oiseau :**

Segmentation. Morula. Blastula. — Feuillets primordiaux de l'embryon. Cavité sous-germinale. — Bourrelet blastodermique et encoche. — *Incubation de l'œuf* : Aire transparente; ligne primitive; feuillet moyen et aire opaque. — Blastoderme embryonnaire et extra-embryonnaire. — Vésicule ombilicale. — *Différenciation de l'embryon* : Tube nerveux; corde dorsale; intestin primitif; cavité pleuro-péritonéale; somatopleure et splanchnopleure.

3. **Formation du blastoderme chez le mammifère :**

Premiers stades :

Segmentation. — Épiblaste et hypoblaste. — Vésicule blastodermique. — Aire embryonnaire. — Formation du mésoblaste. — Ligne primitive.

Différenciation de l'embryon :

Gouttière médullaire; corde dorsale; protovertèbres; cavité pleuro-péritonéale, somatopleure et splanchnopleure. — Reploiement de l'embryon et formation des parois ventrales. — Intestin primitif et vésicule ombilicale. — Blastoderme embryonnaire et blastoderme extra-embryonnaire.

Dérivations blastodermiques.

1. **Blastoderme embryonnaire :**

    a. Dérivations ectodermiques;

    b. Dérivations entodermiques;

    c. Dérivations mésodermiques;

Classification des tissus d'après leur origine blastodermique : Tableau.

2. **Blastoderme extra-embryonnaire :**

Annexes du fœtus (V. 5ᵉ leçon).

5ᵉ LEÇON.

Dérivations extra-embryonnaires : Amnios. — Allantoïde. — Chorion et placenta. — Cordon ombilical. [Annexes du fœtus.]

La présente leçon sur les *Annexes du fœtus* n'est pas, comme les précédentes, indispensable aux développements histologiques qui suivront; cependant elle se rattache à l'histoire des feuillets blastodermiques et fait, comme telle, partie du cours d'embryologie. Les dérivations du *blastoderme embryonnaire* viennent d'être simplement énumérées, dans un but de classification immédiate des tissus et en l'attente d'une étude plus détaillée qui sera ultérieurement faite. S'occuper maintenant des annexes du fœtus, c'est montrer ce que deviennent les diverses parties du *blastoderme extra-embryonnaire*. Cette leçon présente une grande importance au point de vue obstétrical; aussi le professeur, pour la faire, cherchera-t-il à se procurer le plus grand nombre possible des pièces fraîches ou moulées utiles à la démonstration.

Généralités sur les membranes fœtales. — Vertébrés chez lesquels on les constate. — Amniotes et anamniotes.

1. **Développement de l'amnios et de la séreuse de Vón Baer.**

Reploiement de l'embryon : replis céphalique, caudal et marginaux. — Formation de l'amnios aux dépens de la somatopleure extra-embryonnaire. — Sac amniotique; structure. — Liquide amniotique; son rôle; sa composition. — Destinée de la séreuse de Von Baer (2ᵉ chorion). — Destinée de l'amnios : *a)* chez les oiseaux; *b)* chez les mammifères.

2. **Développement de l'allantoïde.**

Évagination de la lame splanchnique dans le cœlome extra-embryonnaire. — Vascularisation de l'allantoïde. — Rôle de l'allantoïde chez l'oiseau; sac placentoïde de Duval. — Rôle de l'allantoïde chez le mammifère : formation du 3ᵉ chorion; placenta. — Destinée de l'allantoïde : vessie et ouraque (V. 25ᵉ leçon).

3. **Chorion et placenta.**

Rapports de l'embryon et de la muqueuse utérine : généralités. — Mammifères *aplacentaires* (marsupiaux) et *placentaires* :

a. Placenta *diffus* des suidés et équidés.

b. Placenta *cotylédonaire* des ruminants;

c. Placenta *zonaire* des carnassiers;

d. Placenta *discoïdal* des primates et des rongeurs.

e. Placenta fœtal et placenta maternel; mode d'union. — Caduque. — Division des mammifères en indeciduata et deciduata.

f. Structure intime du placenta.

4. **Cordon ombilical.**

Disposition. — Structure : gaine, stroma, vaisseaux. — Origine, trajet, distribution, terminaison et rôle des artères et des veines ombilicales.

6ᵉ LEÇON.

Le tissu conjonctif lâche ou diffus. — Tissu adipeux. Tissu élastique.

———————

Les différentes variétés de tissus conjonctifs, qui seront successivement étudiées en procédant des formes simples vers les formes de plus en plus différenciées, le tissu musculaire, les vaisseaux sanguins et lymphatiques, le sang et la lymphe, présentent une commune origine (Mésoderme, 4ᵉ L.) et peuvent être rapprochés à cet égard pour constituer un premier groupe de tissus. — D'autre part, comme ils entrent dans la constitution de la plupart des organes, leur connaissance histologique doit s'acquérir aussi hâtivement que possible.

Les tissus de soutènement (conjonctifs et squelettiques proprement dits) seront étudiés en premier lieu, avant les muscles et à fortiori les vaisseaux, car les muscles, outre leurs éléments contractiles, offrent une charpente connective sur la nature de laquelle on sera dès lors fixé, dans une certaine mesure, et les tuniques vasculaires, le plus souvent complexes, présentent à la fois des éléments conjonctifs et musculaires.

Successivement seront examinés, en ayant soin d'indiquer les formes ou variétés de passage :

1° *Les tissus conjonctifs lâche, adipeux et élastique;* ces derniers représentant du tissu conjonctif avec prédominance marquée de certains éléments;

2° *Le tissu conjonctif modelé en organes :* séreuses, tendons, aponévroses, adaptations du tissu fibreux;

3° *Les tissus cartilagineux;*

4° *Le tissu osseux.*

(V. les différentes leçons qui s'y rapportent.)

La présente leçon a pour objet l'étude du tissu conjonctif lâche, du tissu adipeux et du tissu élastique. Le tissu conjonctif lâche montrera ses trois formations *indépendantes* cellulaire, connective, élastique, si bien mises en évidence par M. J. Renaut, indépendance commandant une souplesse parfaite et qui fera place à une *dépendance* au contraire étroite, lorsque ce même tissu se modèlera pour former soit une séreuse, soit un tendon, c'est-à-dire un organe construit, non plus en vue de la laxité, mais bien de la résistance.

———————

A. Tissu conjonctif lâche.

1. **Idée générale du tissu conjonctif.** — Distribution; rôle.

2. **Les formes du tissu conjonctif diffus considérées dans la série** (type muqueux des vertébrés inférieurs; type cavitaire des batraciens anoures; type cloisonné des mammifères).

3. **Formes du tissu conjonctif lâche en voie de développement :**

   a. *Stade embryonnaire* ou cellulo-formatif.

   b. *Stade fœtal* ou myxo-formatif.

   c. *Stade adulte* ou télo-formatif. Différenciation de la trame connective et du réseau élastique.

4. **Étude du tissu conjonctif lâche adulte :**

   a. *Cellules* (connectives fixes, adipeuses, migratrices. Clasmatocytes de Ranvier).

   b. *Trame connective :* 1° faisceaux connectifs, structure, rapports, propriétés; 2° fibres élastiques.

5. **Rapports existant entre la forme du tissu conjonctif lâche et les fonctions nutritives de ce tissu.**

   La circulation lymphatique dans les espaces conjonctifs. — Œdème séreux. — Œdème inflammatoire.

6. **Exposé sommaire des diverses théories du tissu conjonctif :**

   a. Théorie de la constitution lamineuse (Bordeu).

   b. Théorie amorphique de Reichert.

   c. Théorie plasmatique de Virchow.

   d. Théorie des canaux du suc de Recklinghausen.

   e. Théorie des lacunes interorganiques séreuses (Milne Edwards).

   f. Théorie endothéliale de Ranvier.

   g. Théorie de Renaut.

B. Tissu ADIPEUX. — Réseaux vasculaires limbiformes du tissu conjonctif et formation du tissu adipeux. — Cellules adipeuses. — Caractères physico-chimiques et physiologiques. — Distribution et rôle du tissu adipeux.

C. Tissu ÉLASTIQUE. — Caractères anatomiques : structure, texture. — Caractères physiologiques : développement, nutrition. — Répartition et rôle.

7ᵉ LEÇON.

Tissu conjonctif modelé en organes.

I. *Membranes séreuses pleines et fenêtrées. Séreuses splanchniques, articulaires et tendineuses.*

Cette leçon sur les membranes séreuses est importante à divers titres :

1° Elle montre une première évolution du tissu conjonctif lâche vers la forme modelée. Les éléments se tassent dans le plan de la membrane; la substance fondamentale d'union devient semi-fluide, presque solide, ainsi que Ranvier l'a élégamment démontré, de liquide qu'elle était dans le tissu conjonctif lâche. De plus, avec le ligament suspenseur du foie du lapin, séreuse qui n'est insignifiante qu'en apparence et qu'on trouve formée, exceptionnellement en tant que séreuse, de *faisceaux connectifs parallèles* et de *cellules connectives sériées*, on possède la clef de la structure du tissu fibreux nettement organisé, lui, en vue de la résistance. Il suffit, en effet, d'enrouler sur lui-même ce ligament pour obtenir (Renaut) un tendon élémentaire avec toutes ses parties constitutives, voire même son endothélium de recouvrement. On arrive également, par l'examen des séreuses réticulées, en particulier le méso-péricarde du chien, à la notion très schématique, mais très exacte, du tissu réticulé (V. 8ᵉ leçon).

2° Cette leçon démontre aussi que la cellule endothéliale n'est qu'une cellule conjonctive à peine modifiée; elle permet encore de saisir sur le vif non seulement le rôle de remaniement si curieux et suggestif du globule blanc, mais encore sa *transformation* en cellule endothéliale (cellule intercalaire de Ranvier).

Ce sont là des constatations précieuses, dont on tirera parti plus tard, lorsqu'il s'agira d'envisager la triple coopération des cellules conjonctives, endothéliales et lymphatiques dans l'inflammation (V. Anat. path. générale, leçons sur l'inflammation).

1. Origine mésodermique des membranes séreuses :

L'endothélium représente une différenciation des cellules connectives embryonnaires; importance de cette constatation au point de vue des études ultérieures d'anatomie pathologique.

2. Idée générale des membranes séreuses :

Endothélium; trame connective : tissu conjonctif rétiforme. — Séreuses pleines et fenêtrées.

3. Étude particulière des séreuses non fenêtrées :

Endothélium (plaque et protoplasma réticulé sous-cortical); traits cimentaires. — *Trame connective.* Substance fondamentale semi-fluide. Le ligament suspenseur du foie du lapin, type élémentaire du tissu fibreux.

4. Étude particulière des séreuses fenêtrées :

> *a. Épiploon troué du lapin.* — Description. — Taches laiteuses. — Mécanisme de la fenêtration; trous borgnes; trous complets. — Cellules intercalaires de Ranvier. — Remaniement de la trame conjonctive par les globules blancs.

> *b. Épiploon réticulé du lapin.* — Mailles et travées. — Disposition particulière de l'endothélium à la surface de ces dernières.

Le *méso-péricarde du chien :* plans séreux entés les uns sur les autres et revêtus d'endothélium (schéma du tissu conjonctif réticulé d'après la conception de Ranvier et de son école).

Fenêtration des néo-membranes (plèvre).

5. Démonstration expérimentale de l'équivalence des cellules endothéliales des séreuses et des cellules fixes du tissu conjonctif :

Origine mésodermique commune. — Ressemblance morphologique (Ranvier). — Modes réactionnels identiques.

Inflammation expérimentale des membranes séreuses (Cornil et Ranvier).

(V. leçons sur l'inflammation.)

6. Séreuses articulaires et tendineuses :

Développement. — Structure.

7. **Bourses séreuses sous-cutanées :**

Développement. — Structure.

8. **Rapports des membranes séreuses avec les vaisseaux lympha-**
   tiques.

(V. 14° leçon.)

8ᵉ LEÇON.

Tissu conjonctif modelé en organes (*suite*).

II. Tɪssᴜ ꜰɪʙʀᴇᴜx : *Tendons et aponévroses.* — *Principales adapta-tions du tissu fibreux : a. Tissu conjonctif réticulé ; b. Tissu con-jonctif lamelleux ; c. Tissu conjonctif cornéen.*

Le ligament *suspenseur* du foie du lapin n'est pas autre chose qu'une forme de passage du tissu modelé des séreuses au tissu tendineux. Il permet de réaliser, avec une facilité saisissante, le schéma de l'aponévrose (deux ligaments superposés) ou du tendon élémentaire (ligament enroulé), voire même du tendon composé (agglomération de tendons simples).

Dans le tissu fibreux on rencontre, en effet, des éléments identiques à ceux du tissu conjonctif lâche et des séreuses, mais *ordonnés* les uns par rapport aux autres de manière à satisfaire à la *fonction de résistance*.

La question des *adaptations du tissu fibreux*, sur laquelle les travaux de M. le professeur Renaut ont jeté une grande lumière, est extrêmement intéressante au point de vue de l'anatomie générale, car elle permet un acheminement pour ainsi dire insensible vers les tissus squelettiques proprement dits, le cartilage et l'os. Déjà, dans la gaine connective de certains poils tactiles, on observe une sorte de *chondrinisation* des faisceaux leur donnant une raideur, un aspect tout particuliers. Même, chez la taupe, ces gaines peuvent subir l'ossification partielle, fait qui démontre immédiatement la transformation possible et directe du tissu fibreux en os. D'autre part, si l'on envisage le tissu conjonctif si spécial de la cornée, on voit la substance fondamentale donner à l'ébullition un isomère de la chondrine ; d'ailleurs, la cornée de la grenouille n'est-elle pas du cartilage hyalin le plus pur ? On verra, dans la prochaine leçon, d'autres formes de passage du tendon au carti-lage plus évidentes encore.

En ce qui concerne la nature encore discutée du tissu réticulé, on peut émettre une opinion éclectique qui semble très rationnelle :

Il résulte des nombreuses et remarquables recherches de MM. Ranvier et Renaut, pour ne citer que ces deux Maîtres, que le tissu réticulé peut, à coup sûr, prove-nir d'un remaniement du tissu conjonctif modelé (V. les faits signalés dans le programme). Dans ces conditions, il paraît logique d'admettre, comme pour les séreuses réticulées, où le fait est indéniable, une limitation des mailles de ce tissu par de fines travées conjonctives revêtues d'un endothélium plus ou moins modifié. Cependant il faut reconnaître, d'autre part, que l'opinion de Kölliker, His, Frey, Laguesse... qui a, semble-t-il, de la tendance à prévaloir, est sérieusement appuyée sur d'importants travaux d'histogénèse.

Rien ne s'oppose à ce qu'on admette l'existence de *deux variétés* de tissu « réticulé », l'une répondant à la conception de Ranvier et résultant de l'action *térébrante* des globules blancs ; l'autre, aujourd'hui celle de Laguesse, Duval, etc., capable de s'organiser primitivement chez l'embryon sous la forme d'un réseau cellulaire spécial d'une grande délicatesse.

---

1. **Tendons** :

    a. Idée générale du tissu fibreux. — Schémas de l'aponévrose et du tendon élémentaire.

    b. Tendons simples. — Tendons filiformes de la queue du rat ; examen direct et par dissociation.

        1. *Cellules tendineuses;* disposition, structure.

        2. *Faisceaux connectifs;* parallélisme, structure, membrane d'enveloppe et cloisonnement.

        3. *Fibres élastiques.*

        4. *Rapports des cellules avec les faisceaux :* Rubans cellulaires et espaces stellaires ; crêtes d'empreinte ; dessiccation des ailes protoplasmiques.

        5. *Endothélium de recouvrement.*

    c. Tendons composés. — *Formation fibreuse cloisonnante* de Renaut. — Vaisseaux et nerfs des tendons. — Synoviale périphérique.

    d. Étude du développement des tendons. — Le mode de développement donne l'explication de toutes les particularités de structure. — Actions mécaniques exercées par les faisceaux sur les cellules initiales.

Prépondérance vitale des éléments cellulaires des tendons sur la trame conjonctive, révélée par l'inflammation expérimentale.

2. **Aponévroses :**

    a. Simples (aponévr. d'enveloppe de la cuisse de la grenouille); structure. — Raison des déformations nucléaires. — Développement.

    b. Stratifiées ou composées. — Analogie des aponévroses stratifiées et du derme cutané.

3. **Adaptations du tissu fibreux :**

    a. Tissu conjonctif réticulé. — *Fenêtration des membranes* considérée comme un *fait général.* — Réticulation des membranes fibreuses stratifiées : derme, chorion des muqueuses. — Réticulation des néo-membranes (effort curatif) et de la marge du tubercule fibreux (Renaut).

        Structure du tissu réticulé : 1° Opinion de Ranvier et de son école; 2° opinion de His, Kolliker, Laguesse, etc. (tissu cytogène); 3° opinion éclectique (V. préambule). — Distribution et rôle du tissu réticulé.

    b. Tissu conjonctif lamelleux ou engainant : *Gaines lamelleuses des poils tactiles. Chondrinisation* des faisceaux (acheminement vers le cartilage). — Transformation osseuse partielle de la gaine des poils tactiles de la taupe. — *Gaines lamelleuses des nerfs :* Analyse; recherches de Ranvier.

    c. Tissu conjonctif cornéen. — Disposition : structure des lames cornéennes. — Espaces lacunaires et cellules fixes. — Cellules migratrices. — Substance fondamentale se rapprochant du cartilage. — Nature cartilagineuse de la cornée de la grenouille. — Conclusions à tirer de cette leçon.

9ᵉ LEÇON.

Les différentes variétés de tissu cartilagineux.

Cartilages hyalin, réticulé ou élastique, fibreux. — Périchondre.

L'étude des tissus conjonctifs lamelleux et cornéen permet de soupçonner la transformation possible du tissu fibreux en cartilage. Avec le tissu fibreux *cartilaginiforme*, tel qu'on le rencontre dans certains nodules des tendons des oiseaux ou encore dans le nodule sésamoïde du tendon d'Achille de la grenouille — bien qu'il s'agisse peut-être, dans ce dernier cas, d'une forme un peu moins différenciée (tissu *fibro-hyalin* de Renaut), — on constate indéniablement l'aptitude du tissu fibreux à former, par une modification progressive de ses éléments, des pièces se rapprochant beaucoup du cartilage, tout en conservant la flexibilité, la ténacité et, dans une certaine mesure, la souplesse propres au tendon.

Le *fibro-cartilage* représente une forme plus avancée dans l'évolution que le tissu fibreux simplement *cartilaginiforme* : les faisceaux connectifs ont subi, au moins au centre de la pièce, la chondrinisation totale et les cellules conjonctives sont devenues cartilagineuses, avec tous les attributs caractéristiques de ces dernières. On verra, dans la prochaine leçon, qu'il existe également des formes pour ainsi dire de transition entre le tissu fibreux et l'os.

---

1. **Formes de passage du tissu fibreux au cartilage :**

    a. Tissu conjonctif lamelleux des poils tactiles.

    b. Tissu conjonctif cornéen.

    c. Tissu fibreux cartilaginiforme (nodules des tendons du poulet).

    d. Fibro-cartilage.

2. **Généralités sur le développement du squelette :**

    a. Période primitive ou *chordale.*

    b. Période secondaire ou *chondroformative.*

    c. Période tertiaire ou *ostéoformative.*

3. **Définition du tissu cartilagineux.**

Caractères physiques; structure générale.

4. **Étude des différentes variétés de tissu cartilagineux :**

A. Cartilage à stroma capsulaire (squelette définitif des cyclostomes).

B. Cartilage hyalin :

a. *Généralités.* — Substance fondamentale et cellules; familles de Pouchet. — Capsules cartilagineuses.

b. *Étude particulière des cellules :* Protoplasma; granulations graisseuses, glycogéniques et éosinophiles; noyau.

c. *Étude particulière de la substance fondamentale.* Théorie de Schultze. — Les prétendus canaux du suc des Allemands. — Recherches de J. Renaut : formation trabéculaire du cartilage fœtal. Substance chromatique.

d. *Variétés du cartilage hyalin :* 1° C. hyalin embryonnaire; 2° C. hyalin fœtal; explication de la forme singulière des cellules; 3° Cartilage hyalin adulte; groupes ou familles cellulaires : *Groupes isogéniques coronaires* simples ou composés; mode de formation et accroissement interstitiel du cartilage. *Groupes isogéniques axiaux* du cartilage de conjugaison. *Groupes isogéniques encapsulés* en rapport avec une réduction de l'activité formative.

e. *Évolution du cartilage :* 1° Différenciation en tant que cartilage (période embryonnaire); 2° différenciation de l'ébauche squelettique (période fœtale); 3° agrandissement et perfectionnement du modèle (période modelante).

f. *Distribution du cartilage hyalin.*

C. Cartilage hyalin à cellules ramifiées. — Généralités.

D. Cartilage réticulé ou élastique. — Structure. Rôle. Distribution.

E. Fibro-cartilage. — Structure. Rôle. Distribution.

Périchondre. — Structure. Nature fibro-cartilagineuse de la couche chondrogène. — Vascularisation du périchondre.

Caractères physiologiques du tissu cartilagineux. — Nutrition. — Développement. — Vascularisation et ossification. — Infiltrations graisseuse, calcaire, uratique. — Inflammation et nécrose. — Enchondromes, ecchondroses, etc.

10ᵉ LEÇON.

Le tissu osseux [1].

I. *Structure de l'os, du périoste et de la moelle.*

De même qu'il existait, entre le tissu fibreux proprement dit et le cartilage, des formes intermédiaires représentées par les tissus fibro-hyalin, fibreux cartilaginiforme et surtout le fibro-cartilage, de même on rencontre ici, entre le tissu fibreux et l'os, les deux variétés *fibreuse ossiforme* et *ostéo-fibreuse,* qu'il est facile d'étudier dans les tendons des oiseaux. La première se rapporte à une simple calcification des faisceaux, les cellules restant sériées tout en devenant globuleuses; dans la seconde, il s'agit d'os véritable : les faisceaux (fibres de Sharpey) se montrent non seulement calcifiés, ce qui n'indiquerait que la préossification, mais *osséinisés,* c'est-à-dire imprégnés de la matière albuminoïde caractéristique des os, et les cellules, devenues cellules osseuses, offrent leurs prolongements anastomotiques caractéristiques.

Il va sans dire que *quelques instants seulement* seront consacrés à l'étude de ces formes intermédiaires; mais leur intérêt au point de vue de l'*anatomie générale* paraît si considérable qu'il est impossible de les passer sous silence.

Pendant ces leçons (6ᵉ à 12ᵉ), les élèves auront constamment sous les yeux le tableau ci-joint. Ils comprendront bien ainsi que le tissu conjonctif est le *tissu squelettique fondamental,* suivant l'expression du professeur Renaut, et que toutes les formes dont il est successivement question ne sont que des formes variables d'*adaptation.*

[1] Avec le *tissu osseux* se termine l'étude des tissus dits de *substance conjonctive.* L'existence des fibres de Sharpey périostiques, qui pénètrent l'os en dehors, et des fibres de Sharpey médullaires, ténues, mais réelles, qui le pénètrent en dedans, démontre la réalité de la «nature fibrillaire de l'os», que le génie intuitif de Bichat avait soupçonnée.

TABLEAU DES FORMES D'ADAPTATION DU TISSU CONJONCTIF.

A. Tissu conjonctif organisé en vue de la laxité et de la nutrition :
- 1° *Formes embryonnaires.*
  - *Tissu conjonctif embryonnaire **proprement dit.***
  - *Tissu conjonctif muqueux.*
- 2° *Forme adulte.* *Tissu conjonctif lâche.*

B. Tissu conjonctif organisé en vue de la résistance : tissu conjonctif modelé :
- 1° *Membranes séreuses*
  - *a. pleines.* Ligament suspenseur du foie du lapin (schéma du tissu fibreux).
  - *b. fenêtrées et réticulées* (schéma du tissu conjonctif réticulé).
- 2° *Aponévroses*
  - simples.
  - stratifiées.
- 3° *Tendons* simples et composés.

C. Principales adaptations du tissu conjonctif modelé. — Acheminement vers les tissus cartilagineux et osseux :
- *Passage du tissu fibreux au cartilage.*
  - *Tissu conjonctif lamelleux* (gaines des poils tactiles, nerfs, etc.).
  - *Tissu conjonctif cornéen* (cornée).
  - *Tissu fibro-hyalin* (nodule du tendon d'Achille de la grenouille).
  - *Tissu fibreux cartilaginiforme* (tendons des oiseaux).
  - *Tissu fibro-cartilagineux* (périchondre, etc.).
- *Passage du tissu fibreux à l'os.*
  - *Tissu fibreux ossiforme* (tendons des oiseaux).
  - *Tissu ostéo-fibreux* (tendons des oiseaux).

D. Tissus cartilagineux :
- *Cartilage à stroma capsulaire ;*
- *Cartilage hyalin* (variétés embryonnaire, fœtale, adulte);
- *Cartilage réticulé ou élastique ;*
- *Cartilage fibreux ou fibro-cartilage.*

E. Tissu osseux.

---

1. Formes intermédiaires entre le tissu fibreux et l'os :

a. Tissu fibreux ossiforme (tendons *calcifiés* des oiseaux).

b. Tissu ostéo-fibreux (tendons *ossifiés* des oiseaux).

2. Structure du tissu osseux compacte :

EXAMEN D'UNE COUPE D'OS :

a. Systèmes de Havers : Canaux; lamelles osseuses homogènes et striées; corpuscules osseux et canalicules primitifs; canalicules récurrents et indépendance relative des systèmes de Havers; confluents linéaires.

b. Cellules osseuses.

c. Systèmes intermédiaires : 1° *Périostiques;* fibres de **Sharpey**; 2° *haversiens* ou havériens; 3° *périmédullaires.*

3. Structure de l'os spongieux.

4. Structure du périoste :

DISPOSITION : parallélisme avec une aponévrose d'enveloppe.

STRUCTURE : A. *Chez le fœtus.*

a. Couche fibreuse.

b. Couche ostéogène.

   B. *Chez l'adulte.*

a. Couche externe ou tendiniforme.

b. Couche interne ou étui fibro-élastique. Cellules mixtes de cette couche. — Vaisseaux du périoste. — Rôle du périoste dans la nutrition de l'os.

5. Structure de la moelle osseuse :

Situation. — *Formes principales :* moelle rouge ou fœtale; moelle jaune ou adipeuse; m. fibreuse.

STRUCTURE DE LA MOELLE ROUGE.

a. Éléments constituant une série lymphatique :
   Gl. blancs de toutes les variétés.

b. Éléments constituant une série hémoglobique : (Bizzozero, Neumann, Malassez).
   Cellules globuligènes à noyaux diffusés. — Importance de ces éléments.

c. Éléments constituant une série médullaire :
   Ostéoblastes; cellules à noyaux bourgeonnants; myéloplaxes.

d. Éléments constituant une série conjonctive :
   Cellules fixes; adipeuses; — trame connective.

Vaisseaux et nerfs de la moelle. — Cette dernière, formation satellite des vaisseaux ossificateurs.

Propriétés ostéogéniques. — Les ostéoclastes (Kolliker) et le travail de remaniement de l'os. — Greffes médullaires.

La moelle, organe sanguiformateur.

11ᵉ LEÇON.

Le tissu osseux (suite).

II. *L'ossification. — Caractères physico-chimiques et physiologiques du tissu osseux.*

L'ossification, considérée au point de vue de l'enseignement, est sans contredit l'un des plus difficiles chapitres de l'histologie. On en étudiera ici le mécanisme en s'inspirant de l'excellente méthode que M. le professeur Mathias Duval a fait connaître dans son Précis d'histologie.

L'examen d'une coupe de la partie spongieuse d'un os en voie de développement permettra d'abord de *surprendre* en quelque sorte le *travail formateur* des ostéoblastes et d'assister ainsi à l'édification des lamelles osseuses.

L'étude d'une coupe longitudinale d'un os long *en voie de développement* permettra de comprendre ensuite les procédés différents de l'ossification aux dépens du cartilage (œuvre de substitution plutôt que de *transformation* — ossification enchondrale) et de l'ossification aux dépens du tissu fibreux (véritable transformation directe, cette fois — ossification périostique).

Il restera, ces données fondamentales une fois acquises, et le rôle des « vaisseaux ossificateurs » élucidé, à envisager la formation *complète* d'une pièce osseuse aux dépens d'un modèle cartilagineux primitif revêtu de son périchondre. Aussi s'occupera-t-on successivement :

1° De la formation de la diaphyse ;

2° De la formation des épiphyses ;

3° De l'évolution du modèle et du rôle du cartilage de conjugaison ;

4° Des remaniements intérieurs de l'os, c'est-à-dire de la formation de la substance compacte (systèmes de Havers et intermédiaires) ainsi que du canal central de la moelle.

A. Étude de l'ossification.

1. **Mode de production du tissu osseux** : (*Étude de la partie spongieuse d'un os en voie de développement*). Parois irrégulières des alvéoles. — Moelle rouge. — Ostéoblastes ; leur travail forma-

teur; leur *emprisonnement* progressif. — Systèmes de Havers.
— La question de l'origine des canalicules primitifs; opinions
de Renaut, de Duval.

2. **Étude de la coupe longitudinale d'un os long en voie de développement** : Ossification enchondrale et ossification périostique.

   a. Ossification enchondrale. — *Cartilage de conjugaison;* situation.
Structure : 1° *Couche de cartilage hyalin typique;* 2° *couche sériée;*
3° *couche calcifiée;* mode de répartition des sels calcaires;
4° *couche osséinisée ou ossiforme;* mode de progression des vaisseaux ossificateurs; 5° *zone d'ossification;* production des lamelles osseuses.

     Les *travées directrices de l'ossification* : formation, rôle. —
Origine des ostéoblastes : vaisseaux ossificateurs. — Destinée
(atrophie) des cell. cartilagineuses mises en liberté par la
progression de ces vaisseaux.

     — *Accroissement de l'os en longueur aux dépens du cartilage
de conjugaison :*

     Prolifération cartilagineuse au-devant des vaisseaux ossi-
ficateurs. — Progression de la ligne d'érosion. — Résorption médullaire et constance de la longueur des travées directrices. — Expériences de Duhamel et de Flourens sur
l'accroissement des os en longueur.

   b. Ossification périostique. — Expériences d'Ollier sur le rôle du
périoste. — *Mécanisme de l'ossification périostique* : destinée
des faisceaux conjonctifs (fibres de Sharpey) et des cellules
(c. osseuses). — *Ossification des pièces du squelette à modèle
primitif fibreux* (os de la voûte du crâne).

3. **Formation d'une pièce osseuse** (exemple : fémur, tibia). Modèle
cartilagineux primitif. — Périchondre.

   a. Formation de la diaphyse. — Croûte osseuse périchondrale. —
Sériation et calcification diaphysaires. — Vaisseaux ossifica-

teurs et travées directrices. — Cylindre osseux enchondral.
— Accroissement du modèle en longueur et largeur.

b. FORMATION DES ÉPIPHYSES. — Point primitif d'ossification; sériation rayonnée. — Nature de l'*encoche* périostique. — Travées directrices et ossification. — Croûte diarthrodiale.

c. ÉVOLUTION DU MODÈLE. — Rôle du cartilage de conjugaison. — Soudure des épiphyses à la diaphyse. — Transformation fibreuse du périoste.

d. REMANIEMENTS INTÉRIEURS DE L'OS :

　　1. *Formation de la substance compacte;* systèmes de Havers et systèmes intermédiaires.

　　2. *Formation du canal médullaire :* Résorption modelante entamant l'os enchondral, puis périostique. — Formation du système *périmédullaire.* — Transformation fibreuse de la moelle.

B. CARACTÈRES PHYSICO-CHIMIQUES ET PHYSIOLOGIQUES DU TISSU OSSEUX.

1. CARACTÈRES PHYSICO-CHIMIQUES. — Composition centésimale. — Nature de la *substance fondamentale* osseuse : sels calcaires, osséine. — Action de l'ébullition (gélatine). — Préparation des *matières organiques* et des *matières minérales :* décalcification; calcination. — *Propriétés physiques de l'os.* — Modification de ces propriétés dans les divers états morbides (ostéite, nécrose, carie, rachitisme, ostéomalacie, etc.).

2. CARACTÈRES PHYSIOLOGIQUES :

a. Nutrition. — Système vasculaire et réseau protoplasmique des os. — Mode de répartition des fluides nutritifs. — Oblitération vasculaire et nécrose. — Filets nerveux des os.

b. Développement. — (V. *Ossification* et 25ᵉ leçon : *dérivations mésodermiques.*)

— 32 —

12ᵉ LEÇON.

Le tissu musculaire.

I. *Tissu musculaire lisse.* — *Analyse histologique de la fibre musculaire striée.* — *Caractères histologiques différentiels des muscles striés à contraction brusque et à contraction progressive.*

Le tissu musculaire, dont on aborde ici l'étude, comprend deux leçons. La première est consacrée aux muscles lisses et à l'analyse histologique de la fibre musculaire striée. La seconde comportera l'étude histologique de la contraction, le mode de répartition du tissu conjonctif, des vaisseaux et des nerfs dans les muscles fasciculés, les muscles rétiformes, myocarde en particulier, enfin les propriétés physico-chimiques et physiologiques des muscles.

L'étude de la fibre musculaire striée, dont il vient d'être question, sera l'objet de développements étendus. On fera connaître, en effet, non seulement la disposition des cylindres contractiles dans la gangue protoplasmique nuclée, leur *milieu trophique,* mais la complexité même de ces cylindres, dont on poursuivra l'analyse pour arriver à la *fibrille* musculaire et à la notion du *segment contractile,* simple et complexe. Sans aborder ici la question des procédés mnémotechniques par lesquels il est facile d'imposer, pour ainsi dire, à la mémoire des élèves les différentes parties (7 ou 13) qui composent ces segments, ainsi que leur mode exact de superposition, on peut dire que la connaissance de ces parties (disques épais et minces, bandes claires intercalaires) est l'indispensable introduction à l'étude histologique de la contraction musculaire.

Comme conclusion à cette étude, les caractères histologiques différentiels des muscles striés à contraction brusque et à contraction progressive (muscles *blancs* et *rouges* de Ranvier) seront indiqués dans un tableau dressé à cet effet. Il deviendra facile d'en déduire leur mode particulier de fonctionnement (V. 13ᵉ leçon. — 1°.)

Coup d'œil sur le perfectionnement de la motricité dans la série des êtres.

ECTODERME CILIÉ DE LA GASTRULA. — Cellules myo-épithéliales des actinies. — Éloignement, chez les vertébrés, des cellules nerveuses et des éléments réactionnels et relations des cellules excito-motrices avec les cellules musculaires. — Cellules musculaires lisses et striées. — Division arbitraire de Bichat. — La caractéristique repose sur le mode de contraction.

A. TISSU MUSCULAIRE LISSE.

1° *Caractères généraux des fibres musculaires lisses* : leurs cylindres contractiles, leur protoplasma et leur noyau.

2° *Groupement des cellules en faisceaux.* — Ciment intercellulaire ; tissu conjonctif de fasciculation. — Interprétation des coupes longitudinales et transversales.

3° *Variétés de disposition.* — Artérioles. — Muscles rétiformes des réservoirs contractiles. — Cellules rameuses des artères. — *Réseaux* musculaires lisses (vessie de la grenouille).

4° *Vaisseaux sanguins et lymphatiques* des muscles lisses.

5° *Nerfs.* (V. Term. nerveuses, 21ᵉ leçon.)

B. TISSU MUSCULAIRE STRIÉ.

Définition. — Division en *muscles fasciculés* (m. moteurs du squelette) et *m. rétiformes* (cœur) [V. 13ᵉ leçon].

Étude des muscles fasciculés.

1. *Analyse histologique des faisceaux primitifs.* — 1° *Sarcolemme ;* 2° *noyaux :* marginaux, intérieurs ; 3° *protoplasma :* le réseau protoplasmique sur une coupe transversale, signification des « champs de Cohnheim » ; 4° *substance contractile :* constitution fibrillaire des cylindres de Leydig.

    a. *Étude des cylindres primitifs unifibrillaires des muscles des ailes des insectes.* — Mode de superposition des éléments composants du segment contractile ; disques épais et minces, bandes claires et stries intermédiaires.

b. *Étude des cylindres primitifs dans les fibres striées ordinaires.* — Striation longitudinale répondant à la structure fibrillaire. — Ciment. — Isolement des fibrilles élémentaires. — Segments contractiles simples et complexes (bandes claires intercalaires). — Mode de superposition des différentes pièces.

2. *Division des muscles striés des vertébrés en « muscles blancs » et « muscles rouges »* (Ranvier). — Tableau des caractères histologiques différentiels. — Recherches de MM. Arloing et Lavocat sur les muscles des oiseaux et des poissons.

13ᵉ LEÇON.

Le tissu musculaire (*suite*).

II. *Étude histologique de la contraction.* — *Tissu conjonctif, vaisseaux et nerfs des muscles fasciculés.* — *Muscles rétiformes; myocarde.* — *Nutrition des muscles striés.*

Il devient *indispensable*, pour comprendre la nature exacte et le rôle des différentes parties constitutives de la fibrille musculaire, de l'étudier à l'état de contraction. Pour ne pas empiéter sur le cours de physiologie, on se contentera d'exposer brièvement et exclusivement la *théorie anatomique* de la contraction musculaire, telle qu'elle résulte des recherches si remarquables de Ranvier.

Quelles sont les particularités histologiques révélées par l'examen du « muscle fixé-tétanisé-tendu » ; quelles pièces se sont modifiées lors de la contraction, quelles autres sont restées immuables ? Quelles sont, en d'autres termes, les parties contractiles de la fibre et les parties purement élastiques et de charpente, exclusivement dévolues à l'emmagasinement provisoire de la force qui résulte de la contraction ? Telles sont les données du problème.

Ainsi quelques brèves considérations physiologiques, présentées au moment opportun, fécondent en quelque sorte des notions d'histologie qui, sans elles, outre leur aridité, sembleraient aux élèves dépourvues d'intérêt, alors qu'elles en présentent un si considérable !

Il devient, au contraire, facile de comprendre que les modes *progressif* et *brusque* de contraction des muscles striés se rattachent exclusivement à la structure même de ces muscles et d'affirmer, presque *à priori*, que, dans le premier cas, la substance contractile (disques épais chargés de myosine) doit se trouver morcelée au maximum, par suite de la présence ou de l'adjonction d'un plus grand nombre de pièces élastiques de charpente (disques minces accessoires et bandes claires intercalaires).

Pour les autres parties de la leçon, voir le sommaire.

3.

1° **Théorie anatomique de la contraction musculaire, d'après Ranvier.**

Nombreuses théories précédant celle de Ranvier (Bowman, Amici, Brücke, Merckel, Engelmann). — *Etude histologique de la contraction.* — Muscle « fixé-tétanisé-tendu ». — Nature du disque épais (subst. contractile). — Pièces de charpente élastique du muscle (disques minces et bandes claires). — Rôle de cette charpente. — Explication du mode différent de contraction des muscles « blancs » et « rouges ».

2° **Mode de répartition du tissu conjonctif, des vaisseaux et des nerfs.**

  a. *Tissu conjonctif.* — Aponévrose d'enveloppe et formation conjonctive cloisonnante. — Faisceaux secondaires et tertiaires.

  b. *Vaisseaux sanguins.* — Disposition; dilatations ampullaires des muscles rouges; leur importance.

  c. *Vaisseaux lymphatiques* des muscles fasciculés.

  d. *Nerfs.* — Plaque motrice terminale. — Éminence de Doyère. Buisson de Kühne (V. Termin. nerveuses, 21° leçon).

3° **Muscles striés rétiformes : Myocarde, Cœurs lymphatiques.**

  1. MYOCARDE. — *Segments de Weissmann* : protoplasma, noyau, substance contractile. — Traits scalariformes d'Eberth. — Fibres rameuses anastomotiques du myocarde. — Caractères permettant de différencier, sur la coupe, le myocarde d'un muscle strié fasciculé.

Signification morphologique des segments de Weissmann. — Cellules de Purkinje sous-endocardiques : structure ; transformation progressive en segments de Weissmann.

Tissu conjonctif et vaisseaux du myocarde. — « Fentes de Henle » et vaisseaux. — Disposition du réseau capillaire sanguin et des vaisseaux lymphatiques.

2. Cœurs lymphatiques. — Caractères différentiels : absence de traits cimentaires, sarcolemme, noyaux marginaux. — Généralités.

4° Nutrition des muscles striés.

Rôle de la charpente protoplasmique du faisceau primitif. — Hémoglobine musculaire et oxygénation. — Plasma musculaire. — Rigidité cadavérique. — Altérations de la fibre musculaire par défaut ou perversion de la nutrition.

5° Développement du tissu musculaire.

(V. 25° leçon.)

14ᵉ LEÇON.

Les systèmes vasculaires sanguin et lymphatique.

Vaisseaux et réseaux capillaires. — Artérioles et veinules.
Artères et veines. — Capillaires, troncs, ganglions lymphatiques.

On s'occupera exclusivement, dans cette leçon, de la structure des systèmes vasculaires sanguin et lymphatique, le développement de l'appareil circulatoire devant être étudié ultérieurement, en même temps que celui du sang (V. 25ᵉ leçon : *Dérivations mésodermiques*).

La circulation du sang dans les vaisseaux capillaires sera l'objet, au laboratoire, d'une étude histologique *pratique ;* à cette occasion seront fournis tous les renseignements commandés par l'importance du sujet. On ne trouvera donc indiqué ici que pour mémoire le paragraphe relatif à cette étude (V. *Exercices pratiques d'histologie*).

A la présente leçon enfin doit être rattachée la question si intéressante en même temps que si délicate, des rapports des vaisseaux lymphatiques avec le tissu conjonctif et les cavités séreuses, question qu'il faut considérer aujourd'hui comme à peu près complètement résolue (Ranvier).

A. Système vasculaire sanguin.

Considérations générales. — Ordre dans lequel seront étudiées ses différentes parties.

1° Vaisseaux capillaires. — Étude des vaisseaux capillaires dans les membranes séreuses. — Capillaires embryonnaires et capillaires adultes. — Stomates d'Arnold. — Périthélium d'Eberth. — Pointes d'accroissement.

2° Artérioles. — Leurs trois tuniques. — Terminaisons vaso-motrices.

3° Veinules. — Dilatations originelles. — Absence de tunique musculaire.

4° Réseaux capillaires. — Étude des principales variétés (réseaux limbiformes, papillaires, folliculaires, glandulaires et «fonctionnels» (poumon, rein, foie).

Circulation du sang dans les vaisseaux capillaires. — Diapédèse. — (V. préambule.)

5° Artères :

a. *Endothélium.*

b. *Endartère.* — Nature ; structure de ses différentes couches, d'après les recherches de J. Renaut.

c. *Limitante élastique interne.* — Nature ; disposition ; particularités.

d. *Tunique moyenne.* — Artères du type élastique. — Artères du type musculaire.

e. *Tunique externe ou adventice.* — Vasa-vasorum.

6° Veines. — Caractères différentiels des artères et des veines. — Veines réceptives et propulsives. — Valvules des veines.

B. **Système lymphatique.**

1° Espaces, trajets et capillaires lymphatiques. — L'endothélium en «jeu de patience» des voies lymphatiques. — Disposition variable des vaisseaux lymphatiques originels : espaces, trajets, fentes. — Calibre irrégulier. — Capillaires régulièrement calibrés. — Gaines lymphatiques périvasculaires. — Sacs lymphatiques périlobulaires du poumon. — Sacs lymphatiques de la grenouille.

2° Troncs lymphatiques. — Structure générale. — *Vaisseaux lymphatiques propulseurs.* — Valvules et renflements supra-valvulaires. — Vasa-vasorum et nerfs des troncs lymphatiques.

3° Ganglions lymphatiques. — Généralités, structure :

a. *Capsule* et cloisonnement du ganglion. — Noyau fibreux du hile.

b. Substance corticale.— Ampoules corticales et sinus lymphatiques. — Masse centrale des ampoules ou follicules ; structure avant et après le pinceautage. — Nature du tissu réticulé. (V. 8ᵉ leçon.)

c. Substance médullaire. — Cordons caverneux ; leurs rapports avec les follicules et les sinus lymphatiques.

Vascularisation des ganglions. — Circulation de la lymphe dans les ganglions. — Rôle physiologique des ganglions.

4° RAPPORTS DES CAVITÉS SÉREUSES AVEC LES VAISSEAUX LYMPHATIQUES. — Recherches de Ranvier.

5° RAPPORTS DES CAPILLAIRES LYMPHATIQUES AVEC LE TISSU CONJONCTIF. — Question de l'origine des vaisseaux lymphatiques.

15ᵉ LEÇON.

Le sang et la lymphe.

Il existe un intérêt pédagogique à rapprocher la lymphe du sang, de même qu'il était utile, dans la précédente leçon, de décrire le système lymphatique aussitôt après le système vasculaire sanguin.

On remarquera d'ailleurs que, pour tout ce qui concerne la numération des globules du sang, la microspectroscopie et l'hémochromométrie, il est renvoyé, ce qui abrège considérablement la leçon, aux exercices pratiques d'histologie, et qu'il ne sera parlé du développement du sang qu'à propos des dérivations mésodermiques. Dès lors, on n'a plus à s'occuper ici que de la structure du sang et de la lymphe.

A. **Le sang.**

Constitution anatomique. — Globules. — Plasma.

Étude des globules : 1° *Globules des vertébrés amammaliens.* — *Globules rouges* à noyau mûriforme. — Disque du globule. — Stroma protoplasmique et hémoglobine. — Exoplasme. — Forme et dimensions des globules. — Leur signification morphologique. — Modifications des globules dans l'anémie expérimentale.

2° *Globules des mammifères :*

a. *Globules rouges.* — Forme et dimensions. — Groupement en piles. — Raisons de ce phénomène et de la forme discoïde. — Stroma protoplasmique et hémoglobine.

b. *Hématoblastes* (Hayem). — Leur signification encore douteuse.

c. *Globules blancs* (V. ci-après *Lymphe*).

Propriétés physico-chimiques des globules rouges. — *Action des réactifs vulnérants :*

Densité. — Élasticité. — Coloration.

Action de la dessiccation rapide et lente, de la chaleur, du froid, de l'électricité et des substances chimiques (dissolvantes, coagulantes, etc.).

Stroma et matière colorante des globules rouges.

Stroma. — Sa révélation, sa nature, son rôle.

Hémoglobine. — Polymorphisme des cristaux dans les différentes espèces; complexité chimique. — Affinité pour l'oxygène et divers autres gaz.

Examen spectroscopique de l'oxyhémoglobine, de l'H. réduite, cyanhydrique, oxycarbonée, etc. (V. *Exercices prat. d'histologie*).

Numération des globules sanguins. — Hémochromométrie (V. *Exercices prat. d'histologie*).

Origine et développement des globules sanguins (V. 25° leçon, *Dériv. mésodermiques*).

La mort du sang : globules rouges, plasma.

1° *Mort des globules rouges.* — Mécanismes variables de destruction. — États morbides activant cette destruction. — Traumatismes du sang. — Poisons du sang.

2° *Mort du plasma.* — *Coagulation.* — Formation du caillot. — Sérum et fibrine; réactions diverses.

Étude microscopique et mécanisme de la coagulation.

B. La lymphe.

Idée générale de la lymphe.

Éléments cellulaires de la lymphe. — *Globules blancs.* — Lymphes des invertébrés (hémolymphe), des vertébrés à sang froid et des vertébrés à sang chaud. — Étude comparative.

Différentes variétés de globules blancs :

1° Lymphocytes.

2° Leucocytes mononucléaires.

3° Leucocytes polynucléaires.

4° Leucocytes éosinophiles. — Structure différentielle de ces éléments; proportions relatives.

Étude histologique du chyle.
Considérations physiologiques sur les globules blancs :

Propriétés vitales : Motricité, sensibilité, nutrilité, reproductilité.

Le cycle hémo-lymphatique et le groupe cellulaire aberrant de Renaut. — Actions diverses exercées par les globules blancs dans l'intimité des tissus.

16ᵉ LEÇON.

Épithéliums de revêtement et membranes muqueuses.

———

*Classification histologique; caractères; rôle des épithéliums. —
Origine blastodermique des muqueuses. — Variabilité de l'épithélium et du chorion.*

Les tissus d'origine mésodermique, ceux au moins dont l'examen s'imposait
en histologie générale (pour les autres dérivations du même feuillet, V. 25ᵉ leçon), ont pu être, comme on l'a vu, successivement étudiés.

On arrive, avec les muqueuses, les glandes et bientôt avec la peau, à des organes complexes dont l'origine est *mixte*. Ainsi le chorion des muqueuses, le
derme cutané, le stroma conjonctivo-vasculaire des glandes, procèdent du mésoderme. Au contraire, l'épiderme provient du feuillet externe de l'embryon ; les
épithéliums de revêtement ou glandulaires sont des dérivés de l'un ou l'autre des
trois feuillets. Doit-on décrire maintenant tout ce qui, dans les muqueuses, les
glandes, la peau, se rattache au mésoderme, pour rapprocher ensuite, dans une
commune étude, les épithéliums d'ailleurs disparates (V. plus loin), qui proviennent de l'un ou l'autre feuillet ? Or, il existe un avantage indiscutable à étudier —
en faisant la restriction «originelle» que commandent les circonstances — les muqueuses *complètes* : chorion et épithélium, la peau complète : derme et épiderme.

Mais, pour n'envisager que les muqueuses, qui sont l'objet de la présente
leçon, est-il possible, d'après l'origine et la structure de leur épithélium, et dans
un but de classification ou de simplification, de les grouper en muqueuses ectodermiques ou somatopleurales et muqueuses endodermiques ou splanchnopleu-
rales, par exemple, comme de nombreux auteurs l'ont fait jusqu'ici ? D'abord, il
existe des muqueuses mésodermiques, exemple, muqueuse utérine. D'autre part,
M. Mathias Duval a montré, dans son Précis d'histologie, tout ce que cette classification présentait de factice, il faut le reconnaître, au point de vue de l'enseignement. Il est impossible, en effet, de classer rationnellement les épithéliums, et par
suite les muqueuses, d'après leur origine blastodermique, parce qu'*aucune forme
épithéliale n'est propre à l'un quelconque des feuillets.*

En voici la démonstration rapide :

1° *L'ectoderme* fournit : L'épithélium buccal (stratifié pavimenteux), celui des fosses nasales (stratifié cylind.-cilié), etc.;

2° *L'entoderme* fournit : L'épithélium intestinal (simple, cylindrique), l'endothélium pulmonaire, etc. ;

3° *Le mésoderme* fournit : L'endothélium des séreuses ;

L'épith. stratifié pav.ˣ de la vessie ;

Les épith. si variables de l'app. génito-urinaire.

Il est donc préférable, après avoir fait l'étude générale des épithéliums, en les classant d'après leur *caractéristique histologique*, de *citer simplement* les muqueuses provenant des divers feuillets (ces muqueuses devant être étudiées plus complètement en Anatomie microscopique), sans chercher à leur donner les caractères généraux typiques qu'elles ne présentent point. La leçon se terminera par l'étude des particularités différentielles d'une muqueuse organisée en vue de la résistance (exemple : muq. buccale) ou, au contraire, en vue de la sécrétion et de l'absorption (exemple : muq. intestinale).

Il s'attache, d'autre part, un intérêt pédagogique à la conservation de l'ancienne division des épithéliums en *épithéliums de revêtement*, rapprochés des muqueuses, et *épithéliums glandulaires*, rapprochés des glandes, malgré que cette distinction, comme l'a fait remarquer Ranvier, soit en réalité peu fondée, les épith. glandulaires dérivant des premiers.

Il faut bien reconnaître toutefois que les épithéliums glandulaires ne ressemblent généralement plus guère à ceux dont ils proviennent, et il faut refuser, avec la plupart des histologistes, la signification de glandes aux simples enfoncements, sans *transformation cellulaire*, d'un épithélium de revêtement dans le chorion d'une muqueuse (cryptes muqueux).

Membranes muqueuses. — Épithélium et chorion ; généralités.

Étude générale des épithéliums de revêtement. — Classification histologique.

A. Épith. simples. — Définition. — Division.

a. *Épith. simples pavimenteux ou endothéliums.* — Caract. généraux. — Ciment. — Complexité dissimulée (Ranvier). — Siège.

Variabilité de l'épithélium et du chorion des muqueuses.

A. *Étude générale d'une muqueuse organisée en vue de la résistance.* —
Muqueuse buccale (muq. *dermo-papillaire*). — Épithélium
stratifié pavimenteux. — Chorion papillaire. — Glandes
sous-dermiques.

B. *Étude générale d'une muqueuse organisée en vue de la sécrétion et de
l'absorption.* — *Muqueuse intestinale* (muq. villo-papillaire).
— Épithélium simple cylindrique. — Chorion *réticulé*, à
prolongements villeux. — Muscularis mucosæ. — Glandes
intra-muqueuses.

Principaux attributs physiologiques des muqueuses.

Le mucus. — Provenance. — Composition complexe (glandes séreuses
à zymogène, annexées aux muqueuses). — Rôle.

Sensibilité. — Sensibilité générale et *spéciale* des muqueuses dermo-
papillaires. — Sensibilité particulière des muqueuses viscérales.

Attributs physiologiques liés à la nature de l'épithélium (exemple : cils
vibratiles).

17ᵉ LEÇON.

Histologie générale des glandes.

Classification anatomique et description. — Étude histologique de la sécrétion.

Encore ici, la seule classification qui convienne est la *classification histologique*. La plupart des glandes, ouvertes ou fermées, possédant une sécrétion interne, il devient actuellement impossible, comme l'a fait ressortir M. le professeur Mathias Duval (Précis d'histologie), de les classer scientifiquement d'après leur mode de sécrétion (exemple : glandes excrémentitielles, récrémentitielles, excrémento-récrémentitielles).

Sans aucune idée d'empiétement sur le cours de physiologie, l'étude du *processus histologique de la sécrétion* (cellules mécrocines et holocrines) terminera cette leçon. Il s'agit, en effet, de constatations microscopiques absolument inséparables de l'histoire anatomique des cellules glandulaires.

Définition des glandes.

Développement des glandes. — Mode général de développement : formation d'une glande en tube simple ou ramifiée ; acineuse ou en grain ; en grappe. — Les trois feuillets blastodermiques, siège de ces formations ; exemples.

Classification histologique des glandes (Mathias Duval). Description.

    a. GLANDES POSSÉDANT UN CANAL OU ORIFICE EXTÉRIEUR : GL. OUVERTES.

1 . *Gl. tubuleuses simples.* — Variétés courtes (gl. de Lieberkühn). — Variétés longues (gl. sudoripare).

2 . *Gl. tubuleuses ramifiées.* — Estomac, utérus, etc.

3 . *Gl. acineuses simples.* — Gl. sébacées, glandes à venin du crapaud.

4 . *Gl. acineuses composées ou en grappe.* — Lobes, lobules, culs de sac glandulaires, canaux excréteurs, formation conjonctive.

b. Glandes dépourvues de canal excréteur. — Gl. closes. — Exemples : corps thyroïde; capsule surrénale.

c. Glandes remaniées par la pénétration conjonctivo-vasculaire :

1. *Gl. ouvertes remaniées.* — Foie

2. *Gl. closes remaniées.* — Thymus

} V. développement (24ᵉ leçon).

Vaisseaux et nerfs des glandes.

Distribution des vaisseaux. — Variations de la *forme* des réseaux capillaires, suivant la variété glandulaire. — Situation sous-épithéliale des capillaires.

Lymphatiques des glandes (Sappey).

Nerfs des glandes. — Nerfs vaso-moteurs. — Nerfs moteurs glandulaires ou excito-sécrétoires (V. 21ᵉ leçon).

Particularités histologiques de quelques glandes :

1° *Canalicules inter-épithéliaux.* — Foie. — Glandes sudoripares. — Pancréas.

2° *Cellules épithéliales contractiles* ou myo-épithéliales. — Glandes sudoripares (Ranvier), mammaire (Lacroix). — Striation des cellules épithéliales répondant vraisemblablement à leur contractilité (Ranvier) : Canaux excréteurs des gl. salivaires ; tubes contournés du rein.

Étude histologique de la sécrétion.

Recherches de *Ranvier* sur les glandes holocrines et mérocrines. — Constatations histologiques de la sécrétion et mode intime de fonctionnement de la cellule glandulaire. — Gl. muqueuses. — Gl. séreuses ou à ferments. — Gl. mixtes ou séro-muqueuses (V. 26ᵉ leçon : Anat. microscopique des glandes buccales).

Sécrétion et excrétion cellulaires.

Sécrétions internes.

4

18ᵉ LEÇON.

La Peau.

Épiderme et Derme.

Pour les raisons précédemment exposées (V. 16ᵉ leçon), la peau est étudiée ici d'une manière complète, c'est-à-dire que l'épiderme se trouve rapproché du derme, au point de vue de sa description.

On examinera, à propos de l'*épiderme* :

1° Les six couches qu'il possède dans son état de complexité maxima ;

2° Le mode de multiplication des cellules malpighiennes et le processus intime de la kératinisation ;

3° Ses caractères physico-chimiques et son rôle.

La solide organisation du *derme,* sa disposition papillaire, sa vascularisation, ses caractères physico-chimiques seront ensuite examinés. Quant aux terminaisons nerveuses intra-épidermiques ou dermiques, elles seront étudiées dans la 21ᵉ leçon et le développement de la peau dans la 23ᵉ, à propos des dérivations ectodermiques.

A. Épiderme.

Les six couches de l'épiderme (peau du nez du chien). — Restrictions à faire.

1. *Étude de ces différentes couches,* conformément au tableau suivant :

Composition de l'épiderme :	Corps muqueux de Malpighi :	1° Couche génératrice ;
		2° Réseau de Malpighi ;
		3° Couche granuleuse ;
	Couche cornée :	4° Couche transparente ;
		5° Couche feuilletée ;
		6° Couche desquamante.

2. *De la multiplication et de l'évolution des cellules malpighiennes.* — *Kératinisation* :

Preuves de la diminution progressive de la vitalité cellulaire, de la couche génératrice vers la couche desquamante. — Démonstration que l'épiderme provient de la prolifération des cellules de Malpighi (phlyctènes). — Processus intime de prolifération des cellules du corps muqueux, d'après les recherches de J. Renaut.

La kératine. — Nature ; caractères histo-chimiques.

L'éléidine de la couche granuleuse. — Caractères histo-chimiques ; rôle, suivant Ranvier. — L'éléidine est-elle kératogène ou caractérise-t-elle simplement l'épithélium voué à la desquamation (Renaut) ?

3. *Caractères physico-chimiques et rôle de l'épiderme.* — Souplesse ; flexibilité ; transparence. — Pigmentation. — Effets de la macération. — Résistance à la pénétration des cristalloïdes. — Rôle de protection. — Greffes épidermiques de Reverdin. — Sensibilité de l'épiderme (V. terminaisons nerveuses, 21ᵉ leçon). — Nutrition de l'épiderme.

B. Derme.

Structure. — L'intrication conjonctivo-élastique qu'il représente.

Division du derme en trois couches :

a. Couche profonde ou aréolaire ;

b. Couche moyenne ;

c. Couche superficielle ou basale.

Papilles du derme. — Disposition. — Richesse en vaisseaux et en nerfs. — Papilles de la membrane kératogène.

Vaisseaux du derme. — Réseaux capillaires profond et superficiel ; réseaux *papillaires*. — Lymphatiques.

Nerfs. — *Terminaisons sensitives :* Corpuscules du tact. — *Terminaisons motrices.*

Caractères physico-chimiques. — Coloration. — Résistance. — Élasticité. Propriétés histo-chimiques.

Caractères physiologiques du derme.

———

19ᵉ LEÇON.

Productions épidermiques ou annexes de la peau.

Glandes. — Poils. — Corne.

Pour en terminer avec la peau, il reste à envisager les productions épidermiques suivantes : glandes sudoripares et sébacées, poils, corne.

Le *développement* de ces annexes sera rapproché de celui de la peau (V. 23ᵉ leçon); cependant, lorsqu'on le jugera indispensable, on pourra, dans la présente leçon, en aborder le sujet : par exemple, pour faire comprendre la configuration du glomérule sudoripare ou encore la signification du poil de remplacement rencontré, sur une coupe de peau, au-dessous de celui à bulbe plein, en voie d'élimination.

La structure du poil et de son follicule, les caractères physico-chimiques et physiologiques des poils, leur nomenclature, nécessitée par leurs caractères si variables chez nos animaux, les variétés de follicules desquels ils émergent, figureront autant de paragraphes distincts.

Enfin le sabot du cheval, choisi à dessein comme type de production cornée, sera l'objet de l'étude la plus précise, la connaissance de sa structure et de ses propriétés physico-chimiques et physiologiques, celles de la membrane kératogène qu'il recouvre et à laquelle il adhère si énergiquement, présentant la plus grande importance professionnelle et un vif intérêt scientifique.

---

1. Glandes sudoripares.

Siège. — Disposition. — Mode de formation. — Structure :

1° *Tube sécréteur :*

  a. Cellules glandulaires; *b.* Cellules contractiles. — Situation et rôle respectifs de ces deux ordres de cellules. — Canalicules inter-épithéliaux. — Vitrée et tunique connective du tube.

2° *Tube excréteur :*

    a. Sa double rangée épithéliale ;

    b. Cuticule ou basale ;

    c. Tunique connective.

2. Glandes sébacées.

Disposition. — Structure. — Fonctionnement.

3. Poils.

Généralités. — Racine et tige; follicule pileux. — Direction des poils et muscles redresseurs. — Glande sébacée. — Bouton et bulbe du poil .— Poils à bulbe creux et à bulbe plein.

Structure du poil et de son follicule. — Développer le tableau suivant :

1° Paroi connective du follicule (derme)..	*a.* couche longitudinale; *b.* couche transversale; *c.* membrane basale.
2° Gaine épithéliale externe ;	
3° Gaine épithéliale interne..........	*a.* couche de Henle; *b.* couche de Huxley; *c.* cuticule.
4° Poil........................	*a.* épidermicule; *b.* écorce; *c.* moelle.

Vaisseaux et nerfs des follicules pileux.

Poils à bulbe plein et poils de remplacement.

Tableau des variétés de follicules pileux (Arloing).

Caractères physico-chimiques des poils. — *Nomenclature.*

Propriétés physiologiques. — Développement. — Nutrition. — Rôle.

4. Productions cornées.

Répartition chez les animaux.

Étude particulière du sabot du cheval. — Structure de la corne. — Disposition et structure de la membrane kératogène. — Caractères physico-chimiques de la corne. — Nutrition, développement et accroissement de la corne.

20ᵉ LEÇON.

Le Système nerveux.

Cellules nerveuses. — Fibres nerveuses. — Neurones.

L'étude de la structure du système nerveux (centres et nerfs) termine le programme d'histologie générale. L'histoire du développement de ce même système, déjà nécessairement ébauchée à la 4ᵉ leçon, sera bientôt reprise et complétée (V. 23ᵉ leçon).

Dans cette première des trois leçons sur l'histologie générale du système nerveux, seront successivement examinés :

1° La morphologie et la structure des cellules nerveuses, abstraction faite de la gangue de soutènement qui les entoure et les supporte;

2° Les fibres nerveuses à myéline et de Remak, à l'état d'isolement aussi, c'est-à-dire telles qu'on les obtient par la dissociation;

3° Enfin, les rapports de continuité entre ces cellules et ces fibres nerveuses. On parviendra ainsi à la notion générale si importante du *neurone*, ensemble de la cellule nerveuse et de tous ses prolongements.

L'étude des principales variétés de neurones et la connaissance précise de leur mode d'articulation permettront, en manière de conclusion, l'interprétation des schémas de l'arc réflexe et de l'arc cérébral ou volontaire.

A. Cellules nerveuses.

Structure générale de la cellule nerveuse. — Protoplasma; noyau; prolongements protoplasmiques et cylindre-axile. — Réseau de Gerlack; sa signification véritable.

Variétés de cellules nerveuses. — Cellules pyramidales du cerveau. — Cellules de Purkinje du cervelet. — Cellules ganglionnaires bi et uni-polaires. — Cellules mitrales du lobe olfactif, etc.

B. Fibres nerveuses.

    a. Fibres à myéline. — Cylindre-axe; myéline; gaine de Schwann; noyau et protoplasma; étranglements annulaires et segments interannulaires. — Signification cellulaire de ces derniers. — Développement des fibres à myéline d'après les recherches de *Vignal*; variétés d'évolution des cellules de Vignal expliquant la structure des fibres dans les centres nerveux. — Mode de division et simplification progressive de structure des fibres à myéline.

    b. Fibres de Remack. — Leur signification lorsqu'on remonte à leur développement. — Leur structure particulière. — Leur siège.

C. Les Neurones.

Schémas de la moelle épinière et de l'encéphale. — Continuité des fibres et des cellules nerveuses. — Fibres sensitives et motrices.

Notion du neurone. — Neurones moteurs. — Neurones sensitifs. — Connexions des neurones moteurs et sensitifs; articulations par contiguïté; schéma de l'arc réflexe.

Nature des prolongements des deux neurones sensitif et moteur. — Nature protoplasmique du prolongement cellulipète du neurone sensitif, quelle que soit la place occupée par le corps cellulaire (dans l'épithélium sensoriel : neurone olfactif; à une petite distance de cet épithélium : n. acoustique; dans le ganglion rachidien : n. de la sensibilité générale) [V. 22ᵉ leçon.]

Les chaînes de neurones. — Neurones sensitifs et moteurs centraux. — Schéma de l'arc cérébral. — Neurones d'association. — Neurones ganglionnaires du grand sympathique.

21ᵉ LEÇON.

Le Système nerveux (suite).

II. *Éléments de soutien des fibres et cellules nerveuses. — Dégéné-rescence et régénération. — Terminaisons nerveuses motrices et sensitives générales.*

Cette deuxième leçon sur l'histologie générale du système nerveux est d'abord consacrée à l'étude de la substance intermédiaire de soutien des fibres et des cellules nerveuses. Examinée dans les nerfs, on la voit constituée par du tissu conjonctif qui se modèle à la périphérie de chaque faisceau sous forme de tissu lamelleux déjà connu (V. 8ᵉ leçon). — Examinée, au contraire, dans les centres, abstraction faite des ganglions nerveux, on la voit former le *réticulum névroglique*, sur la nature duquel on est aujourd'hui définitivement fixé.

Bien que le processus histologique de la dégénérescence et de la régénération se rattache au cours d'histologie pathologique (V. 86ᵉ leçon), on en dira cependant quelques mots ici, comme corollaire à l'étude générale du neurone, la dégénérescence survenant dans la fibre lorsqu'elle perd ses relations avec son centre trophique, représenté par le corps du neurone dont elle fait partie, et la régénération pouvant être présentée comme un simple phénomène de prolifération cellulaire.

Quant aux terminaisons nerveuses motrices, elles seront examinées dans les muscles, les glandes et quelques autres tissus; il sera dit enfin quelques mots des terminaisons sensitives intra-épithéliales ou épidermiques et des différentes variétés de corpuscules du tact.

A. **Éléments de soutien des fibres et cellules nerveuses.**

1° *Tissu conjonctif des nerfs.* — Gaines lamelleuses des nerfs; structure. — Formation cloisonnante des nerfs : tissu conjonctif intra-fasciculaire et péri-fasciculaire.

Vaisseaux des nerfs. — Disposition des réseaux capillaires. — Mode intime de nutrition des fibres nerveuses.

2° *Éléments de soutien des centres nerveux : Névroglie.* — Cellules de névroglie. — Leur structure, leur nature, leur origine.

3° *Éléments de soutien des ganglions nerveux.* — Capsule ganglionnaire et tissu conjonctif de cloisonnement. — Capsule des cellules ganglionnaires et gaine de Schwann des fibres nerveuses. — Homologie des cellules ganglionnaires.

Vaisseaux des centres nerveux. — Capillaires de la substance grise et de la substance blanche. — Signification des prétendues gaines lymphatiques périvasculaires.

B. **Dégénérescence et régénération nerveuses.**

Centres trophiques des fibres nerveuses, représentés par les corps des neurones. — Définition de la dégénérescence et de la régénération. — Analyse histologique des deux processus (V. Anatomie pathologique, 86ᵉ leçon).

C. **Terminaisons nerveuses motrices et sensitives générales.**

Fonctions générales des neurones. — Terminaisons des nerfs centripètes et centrifuges.

Terminaisons nerveuses motrices :

1° Muscles :

a. *Muscles striés.* — Plaques motrices de Rouget. — Éminences de Doyère. — Buissons de Kühne.

b. *Muscles lisses.* — Taches motrices terminales.

2° Glandes. — Nerfs vaso-moteurs et excito-sécrétoires; modes de terminaison.

3° Autres tissus. — Généralités sur les nerfs trophiques.

Terminaisons nerveuses sensitives :

Division en sensitives générales et sensorielles.
Nerfs de la sensibilité générale ou tactile :

1° *Terminaisons intra-épithéliales ou épidermiques.* — Modes de terminaison dans la cornée, l'épithélium des muqueuses, l'épiderme cutané. — Ménisques tactiles et cellules sensorielles.

2° *Corpuscules du tact.* — Situation. — Classification. — Corpuscules de *Grandry*; de *Meissner*; de *Pacini*; de *Krause*. — Organes musculo-tendineux de *Golgi*.

22ᵉ LEÇON.

Le Système nerveux (suite).

Terminaisons nerveuses sensorielles : gustatives, auditives,
olfactives et visuelles.

On s'attachera, au cours de cette étude, à démontrer l'homologie des *cellules de soutènement* ou intercalaires, quel que soit leur état de différenciation (piliers de Corti, fibres de Müller) et celle des *cellules sensorielles* au contact desquelles viennent s'épanouir les fibrilles nerveuses terminales (cellules gustative, auditive). On indiquera en outre avec soin, dans chaque cas particulier, la situation du corps du *neurone sensitif périphérique* ainsi que *du neurone sensitif central*. En examinant les terminaisons sensorielles dans l'ordre indiqué par le titre de cette leçon, on verra ces neurones se rapprocher de plus en plus de la périphérie au point de s'y trouver cachés pour ainsi dire, l'un et l'autre, dans la rétine.

On se servira à cet effet des schémas si démonstratifs de M. le professeur Mathias Duval dressés d'après les recherches de Ramon Cajal et Van Gehuchten.

1. **Terminaisons gustatives.**

Bourgeons du goût : forme; situation; orientation; structure : 1° *cellules de soutien* ou intercalaires; 2° *cellules gustatives* ou sensorielles. Les deux prolongements de ces dernières :

    a. L'externe. — Pore gustatif.

    b. L'interne. — Distribution des nerfs dans les bourgeons. — Rapports de *contiguïté* des ramifications nerveuses avec les cellules sensorielles. — Homologie avec les autres modes de terminaisons nerveuses intra-épithéliales. — Généralités sur le *neurone gustatif;* corps du neurone placé dans le ganglion du glosso-pharyngien.

2. **Terminaisons auditives.**

Idée générale de l'oreille interne. — Taches et crêtes acoustiques du saccule, de l'utricule et des canaux demi-circulaires. — Organe de Corti du limaçon.

A. *Taches et crêtes acoustiques*. — Stratification épithéliale. — Cellules basales; cellules de soutien et cellules auditives ciliées. — Cils et endolymphe. — Terminaisons nerveuses; homologie des cellules auditives et gustatives. — Corps du *neurone auditif* dans le ganglion de Scarpa.

B. *Organe de Corti*. — Schéma du limaçon. — Situation de l'organe de Corti. — Masses épithéliales externe et interne; tunnel de Corti.

  a. *Analyse histologique de la masse interne:* 1° pilier interne; — 2° cellule acoustique ciliée interne; — 3° cellule de soutien interne; — 4° épithélium de la pente interne de l'organe de Corti.

  b. *Analyse histologique de la masse externe :* 1° pilier externe; — 2° cellules acoustiques ciliées et cellules de soutien, rapports respectifs; — 3° épithélium de la pente externe de l'organe de Corti.
  Membrane réticulaire de l'organe de Corti. — Terminaisons nerveuses dans l'organe de Corti. — Corps du *neurone auditif* dans le ganglion de Corti.

3. **Terminaisons olfactives.**

Muqueuse pituitaire et muqueuse olfactive. — *Épithélium olfactif :* cellules basales; cellules de soutien; cellules olfactives ou de Schultze : prolongement périphérique et cil olfactif; **prolongement central.** — *Nature nerveuse* de la cellule olfactive (corps du neurone olfactif périphérique). — Situation relativement périphérique du neurone olfactif central (bulbe olfactif; cellules mitrales).

4. **Terminaisons visuelles. — Rétine :**

Tableau des neuf couches rétiniennes de Ranvier. — Simplification de structure de la rétine résultant des méthodes d'imprégnation récentes (Cajal, van Gehuchten) :

1° *Couche des cellules visuelles.* — Cellules visuelles de cônes et de bâtonnets. — Leur nature sensorielle. — Structure des bâtonnets et des cônes. — Homologie des cellules visuelles avec les autres cellules sensorielles.

2° *Couche des neurones sensitifs périphériques* (cellules bipolaires).

3° *Couche des neurones sensitifs centraux* (cellules multipolaires). — Prolongements et zones d'articulation de ces deux ordres de neurones; justification des neuf couches de la rétine (Ranvier).

Neurones d'association rétiniens. — *Cellules de soutien de la rétine : Fibres radiées de Müller;* disposition, structure. — Limitantes externe et interne. — Homologie des fibres de Müller avec les autres cellules de soutien.

5. **Résumé général sur les terminaisons nerveuses.**

Étude comparative des différents neurones : schémas (V. Préambule).

PROGRAMME D'HISTOLOGIE

DEUXIÈME PARTIE

ORGANOGÉNÈSE ET ANATOMIE MICROSCOPIQUE

(12 LEÇONS.)

Considérations préliminaires.

Deux méthodes s'offrent au choix pour composer cette partie du programme. Une première consisterait à rapprocher, à propos de chaque organe, l'étude du développement de celle de la structure. Les leçons auraient comme titre : *Anatomie microscopique et développement de l'appareil urinaire*, ou de *l'appareil respiratoire*, ou de *l'appareil génital mâle*, etc. Mais, outre que ces leçons deviendraient ainsi d'une longueur exagérée, la méthode en question entraînerait un *morcellement extrême* de l'organogénèse. C'est la principale objection à son emploi et qui suffit bien pour la faire rejeter; elle n'est séduisante et rationnelle qu'à première vue.

La seconde méthode, celle qu'on suivra, consiste à faire de l'organogénèse une sorte d'*introduction à l'étude de l'anatomie microscopique*. Elle présente l'incontestable avantage de rapprocher les unes des autres toutes les dérivations d'un même feuillet. A l'organogénèse seront ainsi consacrées les trois leçons suivantes :

1° *Dérivations ectodermiques ;*

2° *Dérivations endodermiques ;*

3° *Dérivations mésodermiques.*

Les diverses parties constitutives des organes ne proviennent pas exclusivement du même feuillet. Ainsi le cristallin dérive de l'ectoderme et le corps vitré du mésoderme. Aussi est-il bon de faire suivre l'intitulé ou titre général des leçons d'organogénèse (exemple : Dérivations ectodermiques) de l'énumération des appareils ou organes dont le développement doit être étudié à cette place, parce que leurs *parties essentielles* dérivent du feuillet dont il est question (exemple : Développement du système nerveux, des organes des sens, de la peau et de ses annexes).

Voici l'indication des leçons consacrées à l'étude de l'anatomie microscopique :

Appareil digestif..	3 leçons.
Appareil respiratoire.......................................	1
Appareil urinaire..	1
Appareil génital mâle......................................	1
Appareil génital femelle....................................	1
Appareils de la vision et de l'audition.......................	1
Centres nerveux...	1
Total..............	9

23ᵉ LEÇON.

Les dérivations ectodermiques.

---

*Développement du système nerveux, des organes des sens,
de la peau et de ses annexes.*

A. Développement du système nerveux.

1° MOELLE ÉPINIÈRE. — Premiers stades. — Différenciation de la substance grise et des cordons blancs. — *Éléments de la moelle :* cellules germinatives; spongioblastes; neuroblastes; cellules épendymaires. — Renflements médullaires. — Queue de cheval. — Méninges rachidiennes.

2° ENCÉPHALE. — Vésicules cérébrales primaires; accroissement et courbures. — Tableau synoptique des transformations ultérieures des ébauches encéphaliques. — Différenciations cellulaires progressives des parois. — Circonvolutions et lobes. — Développement des méninges encéphaliques.

3° SYSTÈME NERVEUX PÉRIPHÉRIQUE :

α. Développement des *ganglions spinaux;*

β. Racines rachidiennes et *nerfs* en général. — Nerfs crâniens. — Grand sympathique.

B. Développement de l'appareil visuel.

1° GLOBE OCULAIRE. — Vue d'ensemble de son développement.

a. Cristallin;

b. Rétine et couche pigmentaire;

c. Nerf optique;

d. Corps vitré;

e. Choroïde et corps ciliaire, iris;

f. Cornée et compartiment antérieur de l'œil; sclérotique.

2° ORGANES ANNEXES DU GLOBE :

a. *Paupières et conjonctive ;* glandes de Meibomius, cils, fente pal-
pébrale ;

b. *Glandes* et *voies* lacrymales.

C. Appareil auditif.

1° OREILLE INTERNE :

α. *Différenciation de l'ébauche épithéliale ;*

β. *Différenciation du mésoderme :* Oreille osseuse et oreille membra-
neuse ; périlymphe.

2° OREILLE MOYENNE : Évolution de la *première fente branchiale ;* destinée de sa membrane d'occlusion. — Développement de la caisse du
tympan et des osselets de l'ouïe. — Trompe d'Eustache et poche
gutturale.

3° OREILLE EXTERNE : Conduit auditif externe ; conque.

D. Appareil olfactif.

Orifice buccal. — Champs nasaux et fossettes olfactives. — Sillons
et bourgeons nasaux. — Sillons lacrymaux. — Canaux nasaux. —
Cloison médiane. — Apophyses palatines. — Différenciations épithéliales. — Accroissement en surface des fosses nasales.

E. Appareil gustatif.

F. Peau et ses dérivés.

1° DÉVELOPPEMENT DE LA PEAU : épiderme et derme.

2° DÉVELOPPEMENT DES ANNEXES DE LA PEAU :

a. *Poils.*

b. *Glandes sébacées.*

c. *Glandes sudoripares.*

d. *Glandes mammaires.*

5.

24ᵉ LEÇON.

Les dérivations endodermiques.

Développement de l'appareil digestif et de l'appareil respiratoire.

Généralités. — Situation et rapports du tube digestif chez le très jeune embryon. — Formation d'orifices temporaires et définitifs. — Différenciation du tube digestif. — Formation d'organes annexes.

1. **Formations de la bouche, des fentes branchiales et de l'anus.**

   a. Bouche.

   b. Fentes branchiales. Mécanisme de formation. — Arcs branchiaux. — Branchies des vertébrés aquatiques. — Destinées des fentes branchiales chez les vertébrés supérieurs.

   c. Anus. — Canal neurentérique et intestin post-anal. — Cloaque ; sa division en sinus uro-génital et excavation ano-rectale. — Malformations.

2. **Différenciation du tube digestif en ses divers segments. — Développement des mésentères.**

   Développement histologique des tuniques du tube digestif.

3. **Développement des organes dépendant du tube digestif.**

   A. ORGANES DÉPENDANT DE LA CAVITÉ BUCCALE.

   a. Langue.

   b. Lèvres. — Sillon labio-gingival ; bourrelet gingival et crête dentaire.

   c. Dents. — Germes de l'émail et de l'ivoire ; leur structure ; origine des tissus dentaires.

   d. Glandes salivaires.

B. Organes dépendant du pharynx.

  a. Thymus.

  b. Corps thyroïde.

  c. Appareil respiratoire. — Constriction pharyngienne et rudiments pulmonaires. — Asymétrie primitive. — Formation du larynx, de la trachée, des vésicules primitives, des vésicules filles et des alvéoles. — Modifications épithéliales. — Part prise par le mésoderme dans la constitution de l'appareil respiratoire.

C. Organes dépendant de l'intestin proprement dit.

  a. Foie. — Glande en tube ramifiée, remaniée. — Formation du parenchyme hépatique et des voies biliaires. — Morcellement en lobules. — Sécrétion biliaire et méconium. — Foie du fœtus.

  b. Pancréas.

  c. Rate. — Origine mésodermique. — Recherches de Laguesse.

25ᵉ LEÇON.

Les dérivations mésodermiques.

Développement des organes génito-urinaires, de l'appareil circulatoire et du sang, des systèmes musculaire et squelettique.

1. **Organes génito-urinaires.**

A. Organes urinaires :

a. *Rein céphalique ou pronéphros.*

b. *Rein primitif ou corps de Wolff* (mésonéphros) : Canal, canalicules et corps de Wolff; description.

c. *Rein définitif* (métanéphros). — Uretère, bassinet, tubes collecteurs, glomérules et tubes contournés.

B. Glandes sexuelles. — *Généralités* : Glande génitale; épithélium germinatif interne; cordons de Pflüger ; ovules primordiaux. — État indifférent.

Ovaire et ovogénèse.

Testicule et spermatogénèse (V. 3ᵉ leçon).

C. Canaux excréteurs.

a. *Sexe mâle.* — Destinée du *canal de Wolff* (épididyme, canal déférent) et du *corps de Wolff* (tubes droits; organe de Giraldès). — Atrophie du canal de Müller (utérus mâle).

b. *Sexe femelle.* — Destinée des *canaux de Müller* (oviductes, utérus, vagin). — Malformations. — Modifications épithéliales. — Atrophie des canaux de *Wolff* (canaux de Gærtner) et du corps de Wolff (organe de Rosenmüller).

Homologie des organes génitaux internes.

D. Vessie et organes génitaux externes. — Allantoïde et vessie; ouraque ; urèthre. — Division du cloaque et état indifférent des organes génitaux externes.

    a. Sexe mâle. — Évolution du tubercule génital et développement de la verge. — Glandes annexées au canal de l'urèthre.

    b. Sexe femelle. — Arrêt de développement des replis génitaux. — Abouchement des canaux de Müller dans le sinus uro-génital. — Urèthre et glandes.

Homologie des organes génitaux externes.

2. Système vasculaire sanguin. — Sang.

    A. Cœur. — Apparition du tube cardiaque; incurvation. — Bulbe aortique et veines omphalo-mésentériques. — Cloisonnements du cœur. — Développement des valvules auriculo-ventriculaires et sigmoïdes. — Cordes tendineuses et muscles papillaires. — Cavité péricardique.

    B. Vaisseaux. — *Circulation vitelline :* Aire opaque; îlots de Wolff. Formation des vaisseaux et du sang. — Aortes primitives. — Rôle de la circulation vitelline.

    Circulation placentaire des mammifères. — Artères et veines ombilicales (V. 5e leçon).

    Transformations du système artériel.

    Système veineux.

    Mode d'accroissement et d'extension du réseau vasculaire :

    a. Période embryonnaire.

    b. Période fœtale; pointes d'accroissement.

    c. Période vaso-formative ; taches laiteuses et réseaux vaso-formatifs.

    C. Origine des globules sanguins :

    1° *Globules blancs.* — Centres de prolifération. Forme initiale du globule blanc : noyau d'origine de Pouchet ou cellule à noyau diffusé.

2° *Globules rouges.* — Ìlots de Wolff. — Cellules vaso-formatives. — Transformation des globules blancs en globules rouges (série hémoglobique de Malassez. (V. moelle osseuse). — Organes hématopoïétiques.

3. Système musculaire.

Évolution des protovertèbres. — Formation et accroissement des plaques musculaires; bord dorsal et bord ventral de ces plaques. — Bourgeons destinés aux membres. — Développement des cellules musculaires aux dépens des *myoblastes.*

4. Système squelettique.

A. *Colonne vertébrale.* — Corde dorsale. — Protovertèbres. — . Rachis membraneux, cartilagineux, osseux.

B. *Côtes et sternum.*

C. *Crâne.* — Os primordiaux et de revêtement. — Fontanelles.

D. *Face.* — Arcs branchiaux ; bourgeons délimitant l'orifice buccal; leur évolution.

E. *Membres.* — Segments cartilagineux et bandes articulaires. — Développement des articulations.

Malformations portant sur les membres.

26ᵉ LEÇON.

Anatomie microscopique de l'appareil digestif.

I. *Muqueuse buccale.* — *Glandes salivaires.* — *Dents.* — *Voile du palais.* — *Pharynx.* — *OEsophage.*

On ne trouvera pas indiquées ici toutes les sous-régions de la bouche, mais seules les parties qui méritent une étude histologique plus ou moins approfondie. Il serait tout à fait inutile d'envisager successivement l'anatomie microscopique des lèvres, celle des joues, de la langue, du palais, etc. Il semble préférable d'étudier d'abord, au point de vue de ses caractères généraux, la *muqueuse buccale*, en signalant bien entendu les particularités de structure qu'elle présente *suivant les régions* et aussi *suivant les espèces* (exemple : odontoïdes papillaires des ruminants, bande pileuse des rongeurs) pour examiner ensuite les glandes buccales et exposer complètement à leur sujet la structure des différentes variétés de glandes salivaires qu'on peut considérer, quel que soit leur siège, comme rattachées à la muqueuse de la bouche.

Le voile du palais n'a pas à être envisagé d'une manière très spéciale au point de vue de sa structure. L'examen purement descriptif qu'on en aura fait en anatomie renseigne suffisamment sur la nature et le mode de superposition de ses tuniques. Il suffira par suite, au point de vue de l'histologie, de rappeler à propos du velum que ses deux muqueuses possèdent : l'antérieure, les caractères de celle de la bouche (type malpighien), la postérieure, ceux de la muqueuse des fosses nasales ou du pharynx, et que les glandes qui entrent dans sa cons'itution sont des glandes salivaires du type mixte, précédemment étudiées d'une manière générale, c'est-à-dire sans tenir compte de leur siège.

A. Muqueuse buccale.

a. CARACTÈRES GÉNÉRAUX :

1° *Chorion.* — Structure dermo-papillaire. — Odontoïdes papillaires des ruminants. — Vascularisation de la muqueuse buccale. — Confusion avec le périoste (palais, gencives).

2° *Épithélium.* — Stratifié pavimenteux. Caractères différentiels de l'épithélium buccal et de l'épiderme, d'après J. Renaut.

Bande pileuse buccale des rongeurs.

b. Caractères particuliers de la muqueuse linguale :

1° *Chorion.* — Minceur ; rapports avec les muscles sous-jacents.

2° *Épithélium.* — Forme, dimensions, structure, distribution des papilles filiformes, fongiformes et caliciformes. — Trous borgnes de Morgagni. — Terminaisons nerveuses gustatives.

B. Glandes buccales. — Appareil salivaire.

Origine commune des glandes et glandules salivaires.

1. Organisation générale d'une glande salivaire complexe (parotide, sous-maxillaire).

Appareil glandulaire : Lobules composés ; primitifs ; acini; alvéoles glandulaires.

Appareil excréteur : Canaux excréteurs de Boll et intra-lobulaires, à épithélium strié. — Canaux inter-lobulaires. — Canal excréteur commun (canal de Sténon, canal de Warthon).

Mode de répartition du tissu conjonctif et des vaisseaux.

2. Structure des différentes variétés de glandes annexées à la muqueuse buccale.

a. *Glandes séreuses ou du type parotidien.* — Structure de la parotide.

b. *Glandes mucipares ou du type labial.*

c. *Glandes mixtes ou du type sous-maxillaire.* — Structure de la sous-maxillaire. — Croissants de Gianuzzi.

3. Modifications de structure des glandes salivaires, déterminées par le fonctionnement.

C. Dents :

1° *Pulpe dentaire;* odontoblastes ; vaisseaux et nerfs.

2° *Ivoire :* Substance fondamentale et tubes. — Composition chimique.

3° *Émail :* Structure. — Composition chimique.

4° *Cément.*

D. **Voile du palais.**

Énumération des parties composantes. Caractères des muqueuses et des glandes.

E. **Pharynx :** Énumération des parties composantes.

ÉTUDE DE LA MUQUEUSE PHARYNGIENNE :

a. *Épithélium.*

b. *Chorion.*

c. *Glandes.*

d. *Îlots adénoïdes.* — Amygdales du chien ; structure. — Lésions ulcératives (morve, tuberculose), dans leurs rapports avec l'infiltration adénoïde de la muqueuse.

Vascularisation et innervation du pharynx.

F. **Œsophage :**

1° *Tunique musculeuse.* — Différence de structure suivant les espèces. — Mode d'agencement des fibres musculaires.

2° *Tunique celluleuse.*

3° *Tunique muqueuse.* — Épithélium, chorion, muscularis mucosæ, glandes, infiltration lymphoïde.

Vascularisation et innervation de l'œsophage.

27ᵉ LEÇON.

Anatomie microscopique de l'appareil digestif (suite).

II. Estomac. — Intestin.

1. Structure de l'estomac.

a. Tunique séreuse.

b. Tunique musculeuse.

c. Tunique conjonctive.

d. Tunique muqueuse.

ÉTUDE PARTICULIÈRE DE LA MUQUEUSE STOMACALE. — Les deux « sacs » de l'estomac des solipèdes. Étude de la muqueuse du sac droit :

Caractères macroscopiques. — *Caractères microscopiques* : 1° *Épithélium* de revêtement ; — 2° *Chorion* lymphoïde avec musculaire muqueuse ; — 3° *Glandes* :

a. *Considérations générales.* — Nombre, variétés, disposition, nature (glandes à mucus et à pepsine), répartition.

b. *Structure.* — Cellules principales et de revêtement de Heidenhain ; recherches de M. Montané sur leur indépendance anatomique et fonctionnelle :

α. Étude de l'épithélium glandulaire à l'état de repos.

β. Son étude à l'état d'activité.

Vascularisation et innervation de l'estomac.

PARTICULARITÉS DE STRUCTURE RELATIVES AUX ESTOMACS DES RUMINANTS : séreuse, tunique charnue, muqueuse.

a. *Rumen ;*

b. *Réseau ;*

c. *Feuillet ;*

d. *Caillette.*

2. **Structure de l'intestin.**

    a. Tunique séreuse;

    b. Tunique musculeuse.

    c. Tunique celluleuse;

    d. Tunique muqueuse.

ÉTUDE PARTICULIÈRE DE LA MUQUEUSE INTESTINALE.

1° *Épithélium.* — Variétés : cylindrique à plateau, caliciforme; structure; rôle. — Cellules génératrices de l'épithélium intestinal.

2° *Chorion* réticulé, à musculaire muqueuse.

3° *Villosités.* — Structure, vascularisation sanguine et lymphatique.

4° *Follicules clos.* — Structure, vascularisation, rôle.

5° *Plaques de Payer.* — Nature, disposition, structure, variétés.

6° *Glandes :* a. *Glandes de Brünner;* b. *Glandes de Lieberkühn.* — Distribution, nature, particularités de structure.

Vascularisation et innervation de l'intestin. — Particularités relatives à la muqueuse du gros intestin.

28ᵉ LEÇON.

Anatomie microscopique de l'appareil digestif (suite).

III. *Organes annexes de la portion abdominale du tube digestif :*
Foie. — Rate. — Pancréas.

La structure du foie a été l'objet de travaux considérables justifiés par l'importance physiologique de cet organe. Les recherches originales de M. Sabourin et celles plus récentes, en même temps que plus convaincantes, de MM. Gilbert et Weil, qui diffèrent totalement des premières quant à leurs conclusions, méritent, parmi tant d'autres, d'être mentionnées. C'est pourquoi il est parlé dans le sommaire du «lobule biliaire» de Sabourin et du «lobule sanguin» de Gilbert et Weil.

La structure de la rate, si longtemps douteuse, n'est sans doute pas encore entièrement élucidée; il faut reconnaître cependant que les travaux de M. le professeur Laguesse sont parvenus à dissiper bien des obscurités. C'est de l'opinion de ce savant histologiste qu'on s'est inspiré pour rédiger la présente leçon.

A propos de la structure du pancréas, on mentionnera les vues particulièrement suggestives du professeur Renaut.

A. Structure du Foie.

1° *Séreuse péritonéale.*

2° *Tunique fibreuse* ou capsule de Glisson.

3° *Tissu propre du foie.* — Lobulation. — Causes de la lobulation; glande hépatique primitive.

STRUCTURE D'UN LOBULE HÉPATIQUE.

a. *Vaisseaux du lobule.* — 1° *Vaisseaux afférents* : veine porte, artère hépatique. — Ramification de la veine porte; réseaux péri et intra-lobulaires; structure embryonnaire des capillaires (Ranvier); veine centrale du lobule. — Ramifications de l'artère hépatique. — 2° *Vaisseau efférent* : veine centrale ou intra-lobulaire; — veines sus-hépatiques et veine cave postérieure.

b. *Tissu conjonctif.* — Tissu conjonctif inter-lobulaire; charpente connective du lobule; son évidence dans la cirrhose.

c. *Cellules hépatiques.* — Caractères anatomiques; conception théorique de Héring. — Propriétés physiologiques.

d. *Canalicules biliaires;* origine inter-cellulaire.

Le « *lobule biliaire* » de Sabourin (1883). — Le « *lobule sanguin* » de Gilbert et Weil (1898).

APPAREIL EXCRÉTEUR DU FOIE.

1° *Canalicules biliaires.*

2° *Conduits inter-lobulaires;* mode de constitution; complication progressive de la structure; épithélium cylindrique et tunique connective.

3° *Canaux hépatiques.* — Tuniques conjonctive, musculaire, muqueuse. — Glandes.

4° *Canal cholédoque.* — Mêmes tuniques; glandes muqueuses; vaisseaux et nerfs.

5° *Vésicule biliaire.* — Tuniques séreuse, celluleuse, muqueuse. — Musculaire muqueuse. — Glandes. — Vaisseaux et nerfs.

Vaisseaux lymphatiques du foie. — Réseaux profonds et superficiels. — Ganglions.

Nerfs du foie. — Origines. — Terminaisons.

B. **Structure de la rate.**

1° *Tunique séreuse.*

2° *Tunique fibreuse* : Capsule de Malpighi. Gaines vasculo-nerveuses; réticulum splénique.

3° *Artère splénique et corpuscules de Malpighi.*

4° *Veine splénique;* ses racines; communication avec la pulpe.

5° *Réseau intermédiaire aux artères et aux veines.*

Opinion de *Laguesse :* Tissu réticulé de la pulpe; ouverture des vaisseaux dans ses mailles; double fonction conjonctive et endothéliale des cellules péri-vasculaires.

. 6° *Pulpe splénique.* — Structure réticulée. — Cellules de la pulpe. — Homologie de la circulation du sang dans la pulpe et dans les follicules lymphatiques (Duval).

7° *Lymphatiques de la rate.*

8° *Innervation de la rate.*

Fonctions de la rate : Rôle hématopoïétique démontré par la série cellulaire hémoglobique de la pulpe.

C. Structure du pancréas.

Glande en grappe: décomposition en lobes, lobules, acini.

Étude des acini pancréatiques. — Structure des cellules épithéliales; leurs zones externe et interne. — Granulations zymogènes et pré-zymogènes (Mouret). — Processus histologique de la formation du suc pancréatique. — Rôle des *vacuoles.* — *Canalicules sécréteurs de Saviotti et Gianuzzi.*

Structure du pancréas d'après J. Renaut (1879).

Canaux excréteurs. — Tunique connective; tunique épithéliale.

Vaisseaux et nerfs.

29ᵉ LEÇON.

Anatomie microscopique de l'appareil respiratoire.

Lobule pulmonaire. — Arbre aérophore. — Muqueuse pituitaire.

Rien n'est plus propre à faire comprendre la structure si complexe, et pourtant si importante à connaître, du lobule pulmonaire des mammifères, qu'un coup d'œil préalablement jeté, en manière de préambule, sur le perfectionnement progressif de l'appareil respiratoire dans la série des êtres, car la structure reste fondamentalement la même et le poumon unialvéolaire des batraciens pérennibranches, par exemple, possède la même organisation que l'unité fonctionnelle du lobule du mammifère : l'alvéole.

L'analyse de ce lobule composé sera l'objet d'un deuxième et plus important paragraphe : on insistera particulièrement sur les caractères des cellules endothéliales et les rapports qu'elles entretiennent avec les capillaires fonctionnels, ainsi que sur la circulation lymphatique du lobule, bien connue grâce aux travaux de MM. Renaut et Pierret.

Pour l'étude de l'arbre aérophore, on ira du simple au compliqué, c'est-à-dire des fines ramifications bronchioliques, en continuité avec la paroi même des alvéoles, vers les grosses bronches de distribution et la trachée. On montrera, en même temps que la complication progressive de structure des tuniques bronchiques, le perfectionnement de l'appareil glandulaire, depuis les cellules caliciformes des bronchioles intra-lobulaires jusqu'aux glandes en grappe parfaitement constituées des bronches de distribution, — considérations importantes au point de vue des études ultérieures d'anatomie pathologique.

------

1. **Idée du perfectionnement progressif de l'appareil respiratoire, dans la série des êtres.**

Branchies ; leur structure. — *Poumons élémentaires* des vertébrés inférieurs (unialvéolaire et plurialvéolaire). — Création et perfectionnement de l'*appareil aérophore* à mesure que s'accuse la vie aérienne.

6

2. **Le lobule composé des mammifères.**

Lobes et lobules pulmonaires : étude macroscopique (bœuf).

Composition du pédicule lobulaire : bronche; vaisseaux; nerfs.

Étude analytique du lobule : Ramification de la bronchiole dans l'intérieur du lobule. — Acini pulmonaires (vestibule, canaux alvéolaires, infundibula, alvéoles). — STRUCTURE DES ALVÉOLES : Parois élastiques; — réseau capillaire ; — endothélium. Rapports respectifs.

Le système lymphatique péri et interlobulaire : Recherches de Pierret et Renaut (1881) sur le poumon du bœuf. — Lymphatiques du pédicule lobulaire. — Ganglions bronchiques.

3. **Complication progressive de structure de l'arbre aérophore, en allant de l'intérieur vers l'extérieur.**

Examiner successivement à cet égard :

a. *Bronchioles :* terminales, puis intra-lobulaires ;

b. *Bronches interlobulaires ;*

c. *Bronches de distribution* (destinées à un territoire pulmonaire important);

d. *Voies aériennes extra-pulmonaires : Bronches de bifurcation et trachée. — Larynx.*

1. Muqueuse : épithélium et chorion; — 2. Ligaments chondro-muqueux ; — 3. Arcs cartilagineux ; — 4. Ligaments interchondraux ; — 5. Tunique adventice. — *Glandes trachéales.*

Larynx : Muqueuse sus-glottique et sous-glottique. — Corde vocale. — Épiglotte.

4. **Muqueuse respiratoire des cavités nasales. — Pituitaire.**

Disposition dans les cavités nasales : Pénétration dans les sinus; continuité en avant et en arrière. — *Structure :*

a. *Épithélium* cylindrique cilié et caliciforme. — Aspect stratifié ; faible adhérence des cellules entre elles ; éléments migrateurs : corpuscules du mucus.

b. *Chorion*. — Non papillaire. — Infiltration adénoïde. — Nature embryonnaire de la partie superficielle (fréquence des polypes nasaux). — Adhérence au périoste ou au périchondre.

c. *Glandes*. — Nature séro-muqueuse. — Caractéristique anatomique. — Rôle : fonction «d'épuration et de défense» exercée par le produit sécrété (Renaut).

6

30ᵉ LEÇON.

Anatomie microscopique de l'appareil urinaire.

Rein. — Bassinet et Uretère. — Vessie. — Capsules surrénales.

On s'attachera particulièrement, à propos du rein, à donner *la caractéristique* des éléments épithéliaux si dissemblables, malgré leur commune origine, qui tapissent les différents segments du tube urinifère, à montrer la répartition normale du tissu conjonctif et des vaisseaux et à indiquer, par l'interprétation de coupes microscopiques schématisées au tableau ou dessinées par avance, les différentes parties que l'on rencontre et qu'il faut savoir différencier, dans les couches corticale et médullaire de l'organe.

A. Structure du rein.

1° Aspect du rein vu en coupe dans les différentes espèces :

a. Capsule.

b. Substance corticale.

c. Substance médullaire.

d. Bassinet.

2° Étude du tube urinifère.

Configuration ; — trajet ; — nomenclature de ses différents segments ; — description particulière de la structure de chacun d'eux :

a. Corpuscule de Malpighi ;

b. Tube contourné ;

c. Anse de Henle :

α. portion grêle ou descendante ;

β. portion large ou ascendante ;

d. Pièce intermédiaire ou d'union ;

e. Canal collecteur. — Tube de Bellini.

3° VAISSEAUX ET NERFS DU REIN :

Vaisseaux artériels. — Glomérules de Malpighi.

Veines. — *Lymphatiques.*

Terminaisons nerveuses.

4° STROMA CONJONCTIF DU REIN :

Rapports avec la capsule. — Disposition *lamelleuse.* — Tissu conjonctif intra-glomérulaire (Key). — Éléments musculaires lisses du rein.

5° INTERPRÉTATION DE COUPES DE LA SUBSTANCE CORTICALE ET DE LA SUBSTANCE MÉDULLAIRE.

B. Structure du bassinet et de l'uretère.

1° *Tunique conjonctive ou adventice* de l'uretère.

2° *Tunique musculeuse* de l'uretère.

3° *Tunique muqueuse* de l'uretère et du bassinet.

C. Structure de la vessie.

1° *Tunique séreuse et tunique conjonctive.*

2° *Tunique musculeuse* (tissu rétiforme); muscle vésical.

3° *Tunique muqueuse :* Chorion conjonctivo-élastique; — épithélium polymorphe et stratifié; examen des différentes couches. — Glandes et cryptes muqueux.

4° *Vaisseaux sanguins et lymphatiques*

5° *Nerfs.*

D. Structure des capsules surrénales.

31ᵉ LEÇON.

Anatomie microscopique de l'appareil génital mâle.

Enveloppes testiculaires et testicule. — Épididyme et canal déférent. — Vésicules séminales. — Urèthre. — Corps caverneux. — Prostate et glandes de Cowper.

A. Structure des enveloppes testiculaires.

1° Scrotum.

2° Dartos.

3° Tissu conjonctif sus-dartosien.

4° Tunique musculeuse ou érythroïde. Crémaster.

5° Tunique fibreuse.

6° Tunique séreuse. Gaine vaginale.

B. Structure du testicule.

1° *Enveloppe fibreuse ou albuginée :* Lobulation de la glande. — Corps d'Highmore. — Structure de l'albuginée.

2° *Tissu propre :* Canalicules séminifères.

Étude des canalicules séminifères : Nombre ; — configuration ; — anastomose ; — diverticules ; — *Structure :* les différentes couches épithéliales ; leur évolution (V. 3ᵉ leçon : *Spermatogénèse*).

Canalicules excréteurs du sperme :

a. Canaux droits.

b. Réseau de Haller. *Rete testis.*

c. Cônes efférents : nombre ; — disposition ; — structure.

d. Conduit épididymaire : Disposition (pelotonnement). — Augmentation progressive de calibre. — Structure.

3° *Débris embryonnaires annexés au testicule :*

  a. Hydatides de Morgagni.

  b. Organe de Giraldès ou paradidyme.

  c. Vasa aberrantia de l'épididyme.

4° *Vascularisation et innervation du testicule.*

C. **Structure du canal déférent :**

  1° Tunique celluleuse ou adventice.

  2° Tunique musculaire.

  3° Tunique muqueuse.

  4° Vaisseaux et nerfs.

D. **Structure des vésicules séminales et des canaux éjaculateurs**

E. **Structure de l'urèthre :**

  1° *Tunique muqueuse.*

   a. Épithélium.

   b. Chorion.

   c. Glandes.

  2° *Tunique caverneuse ou vasculaire.*

  3° *Tunique charnue :* Sphincter uréthral. — *Innervation de l'urèthre*

F. **Structure des corps caverneux :**

  1° *Albuginée et charpente trabéculaire.*

  2° *Aréoles communicantes;* dimensions, forme, signification.

  3° *Mode de terminaison des artères dans le tissu érectile* (Eckhard, 1877) — Bouquets érectiles et orifices artério-aréolaires. — Fonctionne nement ; mécanisme de l'érection.

  4° *Innervation de la verge.* — Muqueuse du gland.

G. **Structure des enveloppes de la verge.**

  1° *Enveloppe cutanée.* — *Fourreau.* — Glandes préputiales.

  2° *Enveloppe conjonctive.*

  3° *Enveloppe élastico-musculaire* (dartos).

H. **Structure de la prostate.**

(Structure générale des glandes en grappe.)

1° *Stroma* : conjonctivo-musculaire.

2° *Portion glandulaire* :

    a. Structure des culs-de-sac : paroi conjonctive et **épithélium** sécréteur.

    b. Structure des canaux excréteurs.
    Concrétions amyloïdes de la prostate. — Liquide prostatique.

3° *Vaisseaux et nerfs.*

Structure des glandes de Cowper.

1° Albuginée et formation cloisonnante.

2° Culs-de-sac glandulaires.

3° Canaux excréteurs.

32ᵉ LEÇON.

Anatomie microscopique de l'appareil génital femelle.

Ovaire. — Oviducte. — Utérus. — Vagin et vulve. — Mamelle.

A. Ovaire.

1° SUBSTANCE MÉDULLAIRE. — Charpente conjonctivo-vasculaire. — Éléments musculaires lisses.

2° SUBSTANCE CORTICALE. — *a.* Fausse albuginée et charpente connective; — *b.* Épithélium ovarien (épithélium germinatif de Waldeyer); — *c. Follicules de Graaf* ou ovisacs :

Formation, structure et évolution des follicules. — Déhiscence. — Corps jaunes. — Régression et atrésie des follicules.

Structure de l'ovule (V. 3ᵉ leçon).

3° VAISSEAUX SANGUINS ET LYMPHATIQUES. —— NERFS.

B. Trompes utérines ou oviductes.

1° *Tunique séreuse.*

2° *Tunique musculeuse.*

3° *Tunique muqueuse.* —·— Particularités de structure. — Rôle de l'épithélium cilié. — Muqueuse du pavillon frangé.

4° *Vaisseaux et nerfs.*

C. Utérus.

1° *Tunique séreuse.* — Culs-de-sac péritonéaux pelviens.

2° *Tunique musculeuse.* — Disposition rétiforme. — Plans externe, moyen, interne.

3° *Tunique muqueuse.* — *a. Muqueuse du corps.* — Disposition; rôle; modifications de l'épithélium cilié. — Chorion muqueux lymphoïde. — Glandes. — *b. Muqueuse du col.* — Transformation épithéliale graduelle. — Chorion papillaire. — Glandes du col; leur importance. — OEufs de Naboth.

Modifications histologiques de l'utérus pendant la gestation et après la mise-bas.

Étude histologique de l'hypertrophie gravidique.

Organisation du placenta (V. 5ᵉ leçon). **Mammalia deciduata et indeciduata.**

Réorganisation ultérieure de la muqueuse utérine.

Vascularisation et innervation de l'utérus.

D. Vagin.

1° *Tunique conjonctive;*

2° *Tunique musculeuse;*

3° *Tunique muqueuse;* particularités histologiques.

E. Vulve.

1° Muqueuse; ses glandes.

2° Bulbe érectile vulvo-vaginal.

3° Muscles et ligaments musculeux.

4° Peau.

Clitoris : corps caverneux; muqueuse; terminaisons nerveuses.

F. Mamelle.

I. Structure de la mamelle à l'état de repos.

A. *Corps de la mamelle.* — Noyau conjonctif et lobules glandulaires. — Bourgeons d'attente de Laguesse. — *Appareil excréteur;* disposition, structure : Canaux lactifères et sinus galactophores. Conduits galactophores.

B. *Masse adipeuse et enveloppe élastique.*

C. *Peau de la mamelle. — Structure du pis.*

D. *Vascularisation et innervation de la mamelle.*

II. Structure de la mamelle à l'état d'activité.

Recherches de Laguesse (1897) :

1° *Période de sécrétion.* — Ramification des bourgeons épithéliaux. — Néoformation glandulaire. — Formation du colostrum. — Formation du lait : mécanisme intime du fonctionnement mammaire; structure des acini en état d'activité. — La mamelle, glande *mérocrine* (Laguesse). — Structure du lait.

2° *Période de régression.* — Atrophie glandulaire; modifications épithéliales.

33ᵉ LEÇON.

Anatomie microscopique des appareils de la vision et de l'audition.

Des appareils de la vision et de l'audition sont déjà connus le mode de développement (V. 23ᵉ leçon) et les riches terminaisons nerveuses sensorielles (V. 22ᵉ leçon). Il importe d'envisager maintenant la structure de leurs différentes parties constitutives.

On insistera surtout sur celles qui peuvent présenter de l'importance au point de vue de l'étude ultérieure de l'anatomie pathologique.

A. Appareil visuel.

I. *Globe oculaire.*

a. Sᴄʟᴇ́ʀᴏᴛɪǫᴜᴇ.

b. Cᴏʀɴᴇ́ᴇ (V. Adaptations du tissu fibreux, 8ᵉ leçon). — *Couche épithéliale antérieure et basale antérieure* (membrane de Bowman). — *Couche épithéliale postérieure et basale postérieure* (membrane de Descemet ou Demours). — Absence de vaisseaux; importance de ce fait pour les recherches expérimentales (V. Inflammation). — *Innervation de la cornée;* recherches de Ranvier.

c. Cʜᴏʀᴏᴇ̈ᴅᴇ :

1° Lamina fusca;

2° Couche des gros vaisseaux et du stroma choroïdien;

3° Couche des capillaires (membrane de Ruysch);

4° Membrane vitrée de Bruch.

Détails histologiques se rapportant au tapis. — Cellules irisantes de Sattler.

Structure de la zone ciliaire : muscle ciliaire; procès ciliaires.

d. Iris :

1° *Couche épithéliale antérieure;* stomates iriens;

2° *Basale antérieure;*

3° *Tissu propre de l'iris :* fibres musculaires; stroma à cellules pigmentées; vaisseaux;

4° *Basale postérieure;*

5° *Épithélium postérieur :* uvée.

e. Rétine :

1° *Rétine proprement dite* (V. terminaisons nerveuses, 22ᵉ leçon);

2° *Portion ciliaire de la rétine;*

3° *Portion irienne de la rétine :* uvée.

f. Cristallin :

1° *Capsule ou cristalloïde;*

2° *Épithélium du cristallin;* son évolution;

3° *Fibres du cristallin,* profondes et superficielles; leur structure; leur arrangement systématique (secteurs lamelleux);

4° Substance amorphe du cristallin.

g. Corps vitré :

1° *Membrane hyaloïde.* Zone de Zinn ou zonula;

2° *Humeur vitrée :* structure. — Canal hyaloïdien.

II. *Organes annexes du globe.*

a. Muscles moteurs; capsule de Tenon; coussinet adipeux.

b. Paupières.

1° *Peau et couche conjonctive sous-cutanée;*

2° *Couche musculaire striée;*

3° *Couche fibreuse* («cartilage» tarse);

4° *Couche muqueuse* (V. conjonctive).

Glandes des paupières :

Glandes cutanées ordinaires;

Glandes de Meibomius; disposition, **structure**;

Glandes ciliaires. — Chassie.

Vaisseaux et nerfs des paupières.

c. Corps clignotant;

d. Conjonctive :

1° Chorion ;

2° Epithélium;

3° Glandes;

4° Vaisseaux et nerfs.

e. Appareil lacrymal.

1° *Glande lacrymale.* Structure : glande séreuse. — Canaux excréteurs. — Vaisseaux et nerfs. — Larmes.

2° *Voies lacrymales* (lac; points; conduits; sac. — Canal nasal). — Structure de ces différents segments. — Muqueuse lacrymale.

B. Appareil auditif.

I. *Oreille interne* (V. 22ᵉ leçon).

II. *Oreille moyenne.* — A étudier, au point de vue de l'anatomie microscopique :

1° *Membrane du tympan;*

2° *Muqueuse tympanique;*

3° *Trompe d'Eustache;*

4° *Poches gutturales des solipèdes.*

III. *Oreille externe :*

1° *Conque auditive;*

2° *Conduit auditif externe.* — Structure du revêtement cutané. — Glandes cérumineuses et cérumen.

———————

34ᵉ LEÇON.

Anatomie microscopique (texture) des centres nerveux.

———

Les précédentes leçons sur le système nerveux (V. 20ᵉ, 21ᵉ, 22ᵉ, 23ᵉ leçons) en ont fait connaître la structure et le développement. A ce double point de vue ont été examinés les cellules, les fibres nerveuses et le substratum névroglique ou conjonctif intermédiaire à ces éléments, suivant qu'il s'agit des centres nerveux (moelle, encéphale) ou des nerfs. La notion du *neurone*, rapprochant la fibre nerveuse de la cellule dont elle est si étroitement dépendante, s'est immédiatement déduite, en la complétant, de cette étude d'histologie générale.

Il reste maintenant, pour terminer l'étude histologique du système nerveux, à en examiner la *texture*, question d'anatomie microscopique, c'est-à-dire à rechercher quels sont, dans les centres, l'*agencement* réciproque et la connexion des parties qui les composent.

Or, ces parties se rattachent soit à la «substance grise», soit à la «substance blanche»; la première, différemment répartie dans la moelle épinière, le bulbe, le cervelet et le cerveau, est essentiellement formée de cellules nerveuses; la seconde est composée de fibres groupées en cordons ou faisceaux jetés, à la façon de commissures, entre les différentes masses cellulaires, ou bien s'échappant en partie des centres avec les nerfs.

Il importe donc de déterminer — notions indispensables aux études ultérieures de physiologie et de pathologie :

1° La situation précise des masses de substance grise ;
2° Celle des cordons blancs, ainsi que leur trajet ;
3° Les noyaux d'origine des nerfs.

———

1. Généralités :

A. *Schéma des centres nerveux :* Moelle. — Encéphale. — Répartition générale de la substance grise et de la substance blanche. — Commissures.

B. *Les neurones d'association :* Comment l'excitation nerveuse parvient aux centres et ce qu'elle y devient. — Revision rapide, sur schémas, des neurones déjà étudiés. — *Neurones d'association* médullaires, cérébraux, cérébelleux. — Neurones tautomères, hétéromères, hécatéromères de Gehuchten. — Importance des neurones d'association pour l'explication des lois des réflexes.

2. Moelle épinière :

Interprétation d'une coupe transversale de la moelle :

1° Substance grise : Groupes cellulaires ;

2° Substance blanche : *Systématisation* des cordons antéro-latéral et postérieur.

3. Bulbe rachidien :

a. *Substance blanche surajoutée :* corps restiformes, fibres arciformes.

b. *Substance grise surajoutée.*

c. *Substance blanche d'origine médullaire :* Comment se comportent, au niveau du bulbe, les différents faisceaux médullaires étudiés à propos de la systématisation. — Décussation des pyramides ; conséquences.

d. *Substance grise d'origine médullaire :* Causes de son *morcellement :* 1° Entrecroisement des cordons ; 2° formation du quatrième ventricule ; 3° fibres arciformes des corps restiformes. — Formation des noyaux sensitifs et moteurs des nerfs crâniens. — Tableau des origines réelles de ces nerfs.

4. Protubérance annulaire :

a. *Substance blanche :* Fibres longitudinales, fibres transversales.

b. *Substance grise :* Protubérancielle ; d'origine médullaire.

5. Pédoncules cérébraux :

a. *Substance blanche :* 1° Étage inférieur ou pied ; 2° étage supérieur ou calotte. — Destination des faisceaux blancs.

b. *Substance grise :* Locus niger. — Noyau rouge de Stilling.

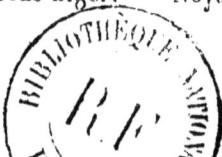

7

6. Tubercules quadrijumeaux :

Noyau gris. — Écorce blanche. — Relations avec les pédoncules cérébraux et les corps genouillés. — Origine réelle des nerfs optiques.

7. Couches optiques :

Commissures grise et blanche. — Centre médian. — Centres de Luys. — Relations du centre médian avec le pédoncule cérébral et l'écorce cérébrale.

8. Cervelet :

Arbre de vie. — Substance grise périphérique. — Corps rhomboïdal de l'homme. — Pédoncules cérébelleux.

9. Cerveau :

Substance blanche : Centre ovale de Vieussens. — Corps calleux.

Substance grise : Corps strié. — Corne d'Ammon. — Écorce.

Corps strié : noyau caudé; capsule interne; noyau lenticulaire; capsule externe. — Avant-mur. — Insula de Reil.

Connexions du corps strié avec l'écorce cérébrale : Couronne rayonnante de Reil.

Écorce cérébrale.

Résumé sur la texture des centres nerveux.

PROGRAMME D'ANATOMIE PATHOLOGIQUE

PREMIÈRE PARTIE

ANATOMIE PATHOLOGIQUE GÉNÉRALE

(15 leçons)

Quinze leçons sont consacrées à l'Anatomie pathologique générale ;
six d'entre elles se rapportent à l'Inflammation et cinq aux Tumeurs ;
les quatre autres ont pour objet l'étude des altérations générales de la
Cellule (surcharges, dégénérescences) et des troubles circulatoires :
Congestion, Hémorragie, Thrombose, Embolie, Mortifications.

Ce n'est pas épuiser toutes les questions qui se rattachent à l'Anatomie pathologique générale. Dans les leçons de la 2me partie de ce
programme, on consacrera, en effet, le plus souvent un paragraphe
important à l'*anatomie pathologique générale* de l'organe dont il s'agira,
paragraphe dans lequel seront étudiés les différents modes réactionnels
des tissus qui le composent vis-à-vis des causes morbigènes, expérimentales ou accidentelles (V. : os, muscles, foie, rein, poumon,
muqueuses, peau, etc.).

35ᵉ LEÇON.

Généralités sur l'Anatomie pathologique. — Anatomie pathologique générale : Lésions cellulaires par excès de nutrition. — Surcharges. — Dégénérescences.

Par suite de l'obscurité qui règne encore et régnera longtemps sur la question des surcharges et dégénérescences cellulaires, non pas tant au point de vue de leur *caractéristique anatomique* — bien que, dans la plupart des cas, celle-ci ne soit pas absolument fixée — que de leur *pathogénie*, elles ne peuvent constituer, ainsi qu'on l'a dit, qu'un *chapitre d'attente*.

La plupart d'entre elles se rattachent sans doute à l'inflammation, aiguë ou chronique, car l'inflammation ne se caractérise pas simplement par des phénomènes réactionnels : la vie cellulaire est souvent bouleversée au point que toute *réaction*, défensive ou offensive, devient nulle, la cellule se trouvant instantanément ou progressivement frappée de mort. Cela dépend de la nature et de l'intensité du processus, intimement liées à la cause phlogogène. On peut ajouter que ce sont les éléments le plus différenciés qui possèdent les plus médiocres aptitudes réactionnelles et qui subissent par suite, sous l'influence de l'inflammation, les troubles régressifs ou dégénératifs les plus évidents, bien que parfois mal caractérisés.

Il résulte de ce qui précède que l'on aurait pu étudier les dégénérescences après l'inflammation, comme troubles de la vitalité cellulaire s'y rattachant.

Il faut remarquer cependant qu'il est justement difficile de rattacher à l'inflammation toutes les lésions cellulaires par excès ou défaut de nutrition. Les surcharges pigmentaire, graisseuse, glycogénique; les dégénérescences graisseuse, colloïde, etc., se produisent ou peuvent se produire indépendamment de l'inflammation. Ainsi la surcharge graisseuse résulte parfois d'une simple hypernutrition, nullement inflammatoire; la dégénérescence graisseuse, d'un empoisonnement (phosphore, arsenic); quant à la surcharge glycogénique, c'est un phénomène général qui semble l'une des caractéristiques de l'exubérance vitale et, en particulier, de l'activité formative des épithéliums (Brault). Inutile d'étendre ces considérations.

On s'est donc décidé à faire des lésions cellulaires, résultant de troubles nutritifs, un chapitre d'introduction à l'étude de l'histologie pathologique, quitte, lorsqu'on étudiera l'Inflammation en général ou bien les processus inflammatoires qui frappent les différents organes, à revenir sur celles d'entre elles qui s'y rattachent indiscutablement. (V., par exemple : Rôle des épithéliums dans l'Inflammation, 42ᵉ leçon, ou encore, Anatomie pathologique générale du foie, du rein, des muqueuses, etc.).

L'étude de la Cellule normale a servi d'introduction naturelle et nécessaire à celle des tissus sains; de même, en principe, la connaissance générale de la Cellule, troublée dans sa vitalité, et par suite dans son organisation intime, devrait précéder l'étude des tissus altérés. Malheureusement, cette nouvelle «base» semble singulièrement chancelante lorsqu'on la compare à la première!

---

1. **Généralités sur l'anatomie pathologique :**

Définition et but. — *Importance.* — *Procédés* (anatomie pathologique macroscopique; histologie pathologique; chimie pathologique; analyse bactériologique). — *Divisions :* Anatomie pathologique générale et spéciale; leur objet.

2. **Lésions cellulaires par excès ou défaut de nutrition :**

A. *Lésions par excès de nutrition :*

a. Hypertrophie.

b. Hyperplasie.

B. *Lésions par défaut de nutrition :*

a. Atrophie.

b. Nécrobioses.

3. **Surcharges ou infiltrations :**

a. *Surcharge poussiéreuse.* — Anthracosis.

b. *Surcharge minérale.* — Caractères; pathogénie de l'infiltration calcaire.

c. *Surcharge pigmentaire.* — Exemples d'infiltrations pigmentaires. — Pigmentations d'origine hématique. — Mélanomes et mélanine.

d. Surcharge ou infiltration graisseuse. — Adiposité :
Caractères anatomiques; — siège; — causes.

e. Surcharge glycogénique :
Recherches de Brault sur la glycogénèse dans l'évolution des tissus normaux et pathologiques : la glycogénèse, fonction cellulaire générale, liée à la suractivité nutritive. — Réactions du glycogène.

4. Dégénérescences :

Généralités. — Ignorance, dans la plupart des cas, de leur nature intime. — Distinction anatomique de la dégénérescence et de la surcharge. — Étude histologique des principaux troubles dégénératifs, **avec** exemples :

1° *Tuméfaction trouble* (Virchow).

2° *Nécrose de coagulation* (Cohnheim, Weigert). — *Dégénérescence fibrineuse — nécrose de colliquation — de caséification.*

3° *Dégénérescence granulo-graisseuse.*

4° *Dégénérescence muqueuse.*

5° *Dégénérescence hyaline.*

6° *Dégénérescence amyloïde.*

7° *Dégénérescence colloïde;* var. cireuse; vitreuse.

36ᵉ LEÇON.

Congestion ou hypérémie active et passive : Anatomie et physiologie pathologiques. Lésions. — Hémorragies.

L'étude si importante, au double point de vue théorique et pratique, de la Congestion et de l'Hémorragie, ne peut être entreprise qu'à la condition de bien connaître non seulement la structure des vaisseaux, mais encore le mécanisme histologique de la *circulation normale* dans les réseaux capillaires, ainsi que la plupart des questions se rattachant à l'innervation vaso-motrice. On fournira donc à cet égard toutes les considérations préliminaires qui seront jugées nécessaires.

Pour les congestions qui peuvent frapper les différents organes, V. Anatomie pathologique spéciale.

A. Congestion ou Hypérémie :

1. *Préambule d'histologie normale :*

Les conditions de la circulation normale : Artérioles, veinules, vaisseaux capillaires. Mode de fonctionnement. — Richesse des réseaux fonctionnels (foie, rein, poumon). — Étude de la circulation capillaire normale dans le poumon ou le mésentère de la grenouille. — Réalisation facile de l'état congestif. — Congestions physiologiques.

2. *Anatomie et physiologie pathologiques :*

Rôle des vaso-dilatateurs et des vaso-constricteurs. Expériences de Cl. Bernard. — Expériences de Cohnheim et d'Arnold. — Processus histologique de la congestion active, de la diapédèse et de l'exsudation plasmatique. — Mécanisme de la congestion passive : citer des exemples empruntés aux lésions de l'asystolie (foie, rein, poumon cardiaques).

3. *Etiologie générale de la Congestion :*

a. *Congestion active :* — Causes physiques, chimiques, fonctionnelles, infectieuses. — Leur mode d'action.

b. *Congestion passive :* — Obstacle à la circulation de retour :
lien, tumeur, abcès, sclérose, cardiopathies, etc.

4. *Caractères macroscopiques et microscopiques des lésions.*

Prendre des exemples : Poumon, foie, intestin, cerveau.

5. *Terminaisons de la Congestion :*

a. Délitescence. — Résolution ;

b. Hémorragie ;

c. Gangrène ;

d. Inflammation.

B. **Hémorragies :**

1. *Définition.* — *Généralités.* — *Division :*

Hémorragies externe, cavitaire, interstitielle.

2. *Nomenclature.* — Défaut de règle absolue. — Exemples et
définitions. — Nomenclature d'après le siège (cardiaque, artérielle,
veineuse, capillaire, diapédétique).

3. *Étiologie :*

a. *Lésions vasculaires :* Athéromasie et dilatations anévrysmales ;
ulcérations ; dégénérescences vasculaires. — Exemples.

b. *Congestion.* — *Thrombose.* — *Embolie* (V. 37° leçon).

c. *Hémophilie.*

d. *Lésions traumatiques.*

Division des hémorragies, au point de vue étiologique, en
angiopathiques, névropathiques, hémopathiques.

4. *Anatomie pathologique :*

a. Hémorragie externe.

b. Hémorragie cavitaire.

c. Hémorragie interstitielle. Pétéchie, ecchymose. Infarctus.

Transformations subies par le sang au sein des foyers hémorragiques :

Caillot et sérum; leur destinée. — Évolution de l'ecchymose; rôle des globules blancs. — Transformations de l'hémoglobine dans les foyers hémorragiques. — Cicatrisation de ces foyers.

———————

37ᵉ LEÇON.

Stase et œdème. — Thromboses. — Embolies.

---

1. Stase et œdème :

Généralités :

Augmentation de pression intra-vasculaire accompagnant la stase sanguine. — Transsudat plasmatique. — Définition de l'œdème. — Œdème généralisé et anasarque. — Caractères macroscopiques de l'œdème : Œdème conjonctif, pulmonaire, rénal, etc. — Caractères microscopiques.

Mécanisme de production. — 1° Œdème par stase. — 2° Œdème inflammatoire. — 3° Œdème cachectique. — Altérations cellulaires consécutives à l'œdème.

2. Thromboses (V. 61ᵉ leçon) :

Coagulation *post mortem* du sang dans le cœur et les gros vaisseaux. Caractères des caillots cadavériques. — Définition des termes *thrombose* et *thrombus*. Division des thrombus en fixes ou autochtones et migrateurs ou embolus.

Mécanisme des thromboses. Conditions nécessaires à leur production :

Ralentissement ou arrêt du sang. — Altérations des parois vasculaires : *Brèche endothéliale.* — Théorie histologique de la coagulation. — Rôle encore indéterminé des hématoblastes; opinions diverses. Mort du plasma; matière fibrinogène et fibrine-ferment.

Formation progressive du thrombus; mode d'accroissement dans les artères et dans les veines.

Caractères macroscopiques des thrombus. — Consistance variable; thrombus microbiens et abcès miliaires. Thrombus pariétaux, valvulaires, obturateurs.

Caractères microscopiques : Thrombus rouge, thrombus blanc, thrombus mixte.

Modifications secondaires des thrombus.

Réaction vasculaire (artérite, phlébite) — Organisation fibreuse, calcaire et même osseuse du caillot. — Ramollissement puriforme ou septique des thrombus (infiltration microbienne) : embolies microbiennes.

3. **Embolies et métastase** : Définition.

MÉCANISME DE FORMATION DE L'EMBOLIE. — VARIÉTÉS D'EMBOLIES :

1° *Morcellement d'un thrombus* (traumatisme; envahissement microbien et ramollissement).

2° *Embolies leucocythémiques* (Renaut).

3° *Embolies d'origine vasculaire* (athérome, endocardites et myocardites).

4° *Embolies d'origine périvasculaire* (embolies cancéreuses; — graisseuses (fractures); — ulcération et embolies microbiennes).

5° *Embolies d'origine extérieure* : air atmosphérique; — parasites.

EMBOLUS ET INFARCTUS HÉMOPTOÏQUE OU HÉMORRAGIQUE DE LAENNEC.

Transport et arrêt de l'embolus (artérioles terminales). — Phénomènes consécutifs à cet arrêt : Mécanisme de formation de l'infarctus. Siège et forme. — Caractères généraux. — Modification du réseau capillaire et hémorragie diapédétique. — Ramollissement nécrobiotique de l'infarctus. — Inflammation périphérique et cicatrisation. — Embolies spécifiques et envahissement microbien de l'infarctus. — Exemples d'infarctus : rein, poumon, etc.

38ᵉ LEÇON.

Des mortifications ou nécroses. — Gangrènes.

Le terme de « nécrose » ne doit pas simplement, en anatomie pathologique, s'entendre de la mortification du *tissu osseux* (V. Anat. path. spéciale), mais encore se rapporter à la *mortification locale* des éléments anatomiques ou d'un territoire organique plus ou moins étendu, quels qu'ils soient.

Il convient donc d'établir d'abord, d'une façon précise, la signification anatomo-pathologique générale du terme nécrose, avant de faire connaître les modifications histologiques des éléments qui s'en trouvent le plus ordinairement frappés. Un coup d'œil sera ensuite jeté sur l'ensemble des causes capables de provoquer la mortification, et des exemples fixeront le mode d'action de la plupart d'entre elles.

Les nécroses sont divisées en :

1° *Nécroses aseptiques*, schématisées par les modifications régressives qui atteignent l'infarctus amicrobien, et auxquelles on peut rattacher les *gangrènes sèches* (si fréquentes chez le cheval) dans lesquelles les agents microbiens interviennent toujours secondairement (formation du sillon disjoncteur);

2° Les *nécroses septiques* ou *gangrènes proprement dites*, dans lesquelles se produisent des phénomènes de décomposition et de putréfaction marqués. On examinera à cet égard :

a. La gangrène humide;

b. La septicémie gangréneuse.

Signification anatomo-pathologique générale du terme « nécrose ».

Généralités sur les mortifications cellulaires. Constatations histologiques (V. 35ᵉ leçon) :

Nécrose de coagulation. — Nécrose avec liquéfaction des éléments ou par colliquation. — Caséification.

Mortification des éléments et organes suivants : Cellules épidermiques. — Cellules épithéliales. — Fibres musculaires lisses et striées. — Cellules et fibres nerveuses. — Cellules conjonctives, adipeuses. — Tendons. — Cartilages. — Os.

Étiologie générale des nécroses :

Causes mécaniques; physiques; chimiques; biologiques; toxiques; infectieuses. — Exemples empruntés à la pathologie vétérinaire pour l'explication du mode d'action de ces différentes causes.

Division des nécroses :

Nécroses aseptiques et nécroses septiques (gangrènes proprement dites). — Expériences de M. Chauveau sur le bistournage.

1. Nécroses aseptiques.

Trombose, embolie, infarctus aseptiques. — Évolution; cicatrisation du foyer de nécrobiose.

Gangrène sèche : Fréquence. — Caractères.

2. Nécroses septiques ou gangrènes proprement dites :

Gangrène humide. — *Physiologie pathologique :* Inflammation, mortification, délimitation, cicatrisation. — Escarre; sphacèle; séquestre : définitions. — Caractères des tissus en imminence de gangrène. — Caractères des tissus mortifiés (consistance, coloration, odeur, etc.). — Micro-organismes de la gangrène; bactéries putréfactives.

Septicémie gangréneuse. — Intervention du vibrion septique. — Tendance envahissante de cette variété de gangrène. — Évolution des foyers : infiltration gazeuze; épanchements gélatiniformes. Caractères des tissus mortifiés; recherches bactériologiques.

39ᵉ LEÇON.

Étude de l'inflammation.

---

*I. Définitions et historique. — Étude de l'inflammation expéri-
mentale des tissus invasculaires et vasculaires. — Parenté réactionnelle et coopération des différents éléments qui interviennent lors
de l'inflammation.*

« La science médicale tout entière repose sur l'Inflammation », comme l'a dit
M. le professeur agrégé Letulle dans la préface de son beau livre. On ne saurait donc
donner trop de relief et d'importance à son étude générale. Depuis que Cohnheim
et Virchow ont échafaudé, l'un sa *doctrine vasculaire*, l'autre sa *doctrine cellulaire*,
doctrines trop exclusives, sans doute, mais possédant toutefois leur fond de vérité
et qui justifient bien l'enthousiasme de leur heure, des travaux *extrêmement nombreux et importants*, reposant sur une analyse encore plus judicieuse des phénomènes expérimentaux, ont remis les choses au point, complété des données
autrefois imparfaites et permis d'arriver à une *conception plus éclectique* de l'inflammation.

Il convient d'abord, et c'est en partie l'objet de cette première leçon, d'aborder
l'étude de l'inflammation expérimentale dans les tissus invasculaires et vasculaires,
de fixer ainsi le rôle des différents éléments dont *l'intervention est active* et qui
collaborent par suite au processus inflammatoire.

Ces éléments *réactionnels* sont les cellules connectives fixes, les cellules endothéliales, séreuses ou vasculaires, et les globules blancs.

Les cellules cartilagineuses, par exemple, ne sont que des cellules conjonctives
différenciées (V. 9ᵉ leçon); provoquer l'inflammation du cartilage, c'est se ren-
seigner sur leurs aptitudes réactionnelles, abstraction faite, au moins au début,
de tout action vasculaire. L'étude de l'inflammation de la cornée, territoire également invasculaire et de nature conjonctive, permettra d'obtenir des résultats com-
plémentaires également importants. Quant à l'inflammation expérimentale des séreuses, si élégamment réalisée par MM. Cornil et Ranvier, elle permettra de saisir
sur le vif le mode curieux, mais bien explicable, de réaction des cellules endothéliales, si proches voisines des cellules conjonctives fixes (Ranvier). Enfin l'inflam-

mation aseptique ou microbienne du tissu conjonctif permettra d'élucider le rôle des globules blancs (Metchnikoff). [V. 4o° leçon.]

Ce qui se *détachera* surtout de cette longue étude expérimentale, et ce qu'on s'appliquera à faire ressortir, comme un résultat définitivement acquis et de première importance, c'est la *parenté réactionnelle* des éléments précédemment cités, de même que *leur parenté morphologique et originelle* s'était déduite de leur étude purement anatomique (V. le préambule de la 7° leçon).

---

1. Définition et historique de l'inflammation.

Examen critique des principales définitions qui ont été données de l'inflammation [1]. — Leur imperfection, résultant de la difficulté d'embrasser en quelques mots les phénomènes nombreux et complexes qu'il s'agit de caractériser.

La doctrine vasculaire de Cohnheim et la doctrine cellulaire de Virchow.

Expériences qui ont servi à leur édification. — Leur *exclusivisme*, démontré par la réalité des phénomènes à la fois vasculaires et cellulaires.

2. Étude anatomique des éléments qui interviennent activement lors de l'inflammation (cellules connectives et endothéliales, globules blancs).

Rappel indispensable de certaines données d'histologie normale concernant ces éléments.

Démonstration de leur *parenté* embryologique, morphologique et réactionnelle (Ranvier).

3. L'inflammation expérimentale des tissus invasculaires et vasculaires.

α. *Inflammation du cartilage* (lésion traumatique). — Mode de réaction des cellules cartilagineuses. — Irritation formative. — Vascularisation ultérieure du tissu embryonnaire néoformé (Cornil et Ranvier).

[1] Virchow, Cohnheim, Cornil et Ranvier, Metchnikoff, Letulle.

b. Inflammation de la cornée (nitrate d'argent) : 1° phénomènes inflammatoires (réactionnels) primitifs indépendants de l'intervention vasculaire; 2° production secondaire des phénomènes vasculaires (réflexes).

c. Inflammation du péritoine (nitrate d'argent): Analyse minutieuse du processus. — Aptitudes réactionnelles des cellules endothéliales (cellules connectives différenciées). — M'canisme de la restauration des séreuses enflammées (Letulle).

d. Inflammation du tissu conjonctif :

1° *Cas d'un traumatisme aseptique.* — Mécanisme de la cicatrisation par première intention; simplicité des phénomènes réparateurs; inutilité de la diapédèse pour la restauration du territoire lésé.

2° *Cas d'un traumatisme infecté.* — Gravité et complexité des troubles inflammatoires. — Intervention des phénomènes vasculaires. — Formation d'îlots suppuratifs, marquant le combat dont l'organisme est le siège (V. leçon suivante).

Évolution générale du tissu conjonctif enflammé. — Réaction endothéliale et néoformation vasculaires.

Le tissu embryonnaire de granulation (bourgeons charnus) et la formation du tissu cicatriciel. — Restauration *imparfaite* du territoire primitif.

40ᵉ LEÇON.

Étude de l'inflammation (*suite*).

II. *Les troubles nerveux et circulatoires.* — *Diapédèse.* — *Rôle des globules blancs dans l'inflammation.*

Cette deuxième leçon sur l'inflammation est consacrée aux troubles nerveux et circulatoires ainsi qu'à l'étude du rôle des globules blancs. On a pu antérieurement élucider (V. 36ᵉ leçon), d'une manière suffisamment précise, le mécanisme histologique de l'hypérémie préludant, pour ainsi dire, aux phénomènes inflammatoires. La question des troubles vasculaires sera envisagée ici d'une manière un peu plus spéciale. L'hyperdiapédèse (accompagnée de l'exsudation plasmatique) est l'un des phénomènes les plus caractéristiques de l'inflammation : elle sera étudiée dans son mécanisme, sa caractéristique histologique (car il existe une hyperdiapédèse non inflammatoire) et son rôle.

Quant aux actions variées exercées dans le foyer inflammatoire par les globules blancs issus des vaisseaux, elles deviennent de moins en moins mystérieuses, grâce aux persévérantes recherches de M. Metchnikoff et de ses élèves. La chimiotaxie, la phagocytose, la part prise par les leucocytes dans la restauration du territoire lésé, la leucocytose remédiant à la crase lymphatique, autant d'importantes questions se rattachant au domaine de l'anatomie pathologique et qui recevront ici les indispensables développements qu'elles méritent. (V. d'autre part : Suppuration, 42ᵉ leçon, et Histogénèse du tubercule, 44ᵉ leçon.)

1. **Troubles nerveux inflammatoires; mode d'action des vaso-moteurs.** (V. 35ᵉ leçon.)

Impressionnabilité des extrémités nerveuses par la cause irritative variable : Traumatisme; corps étranger; toxines microbiennes. — Réflexe et vaso-dilatation. — Influence *salutaire* de la paralysie des vaso-moteurs; expérience de Samuel, expérience de Roger.

2. Troubles circulatoires. — Diapédèse :

Dilatation vasculaire. — Rougeur inflammatoire et hyperthermie locale. — *Mécanisme de la diapédèse.* — La diapédèse en tant que phénomène normal. — Possibilité d'une hyperdiapédèse non inflammatoire (exemple : lymphadénie). — *Caractères histologiques généraux de l'hyperdiapédèse inflammatoire :* Exsudat dissociateur; réaction inflammatoire conjonctivo-vasculaire; lésions cellulaires dégénératives (Letulle).

3. Rôle des globules blancs dans l'inflammation :

Les différentes variétés de globules blancs. — Globules phagocytes; considérations générales.

Étude du rôle des globules blancs (Metchnikoff) :

1° Leur intervention dans l'*inflammation aseptique expérimentale.*

2° Leur intervention dans l'*inflammation microbienne,* et, d'une façon générale, dans les *affections virulentes.* — Doctrine de la *chimiotaxie.* — *Phagocytose;* mécanisme et but.

Actions restauratrices exercées par les globules blancs (clasmatocytes, cellules épithélioïdes). — Mort des globules blancs (V. Suppuration). — Leucocytose remédiant à la destruction globulaire; centres de production des globules blancs.

4. Exsudation plasmatique résultant de la diapédèse (V. 41e leçon) :

Généralités.

41ᵉ LEÇON.

Étude de l'inflammation (suite).

III. *Les exsudats et épanchements inflammatoires.*

La *réaction* des cellules connectives fixes ou endothéliales et l'*hyperdiapédèse*, grâce à laquelle se trouvent incessamment déversées dans le foyer enflammé de nouvelles cohortes leucocytiques, ne résument point à elles seules les phénomènes inflammatoires. La sortie par effraction des globules blancs détermine, dans les parois capillaires, la création d'une multitude d'orifices temporaires, *les stomates d'Arnold,* par lesquels s'insinuent d'assez nombreux globules rouges, à existence désormais compromise, mais desquels surtout s'échappe du *plasma* sanguin, *riche en sucs nutritifs.*

La vie désordonnée ou tout au moins exubérante qui se manifeste au niveau du foyer, et que résume le travail considérable des leucocytes et des cellules embryonnaires, agents vigilants de défense, ne pourrait se poursuivre sans l'incessant apport de nouveaux matériaux de nutrition.

Sans qu'il soit nécessaire d'entrer dans des considérations plus étendues, l'*inondation plasmatique* peut donc être, dès maintenant, présentée comme un phénomène réparateur et bienfaisant.

Pratiquement, la question des exsudats inflammatoires offre la plus haute importance. Il en sera fait, dans cette leçon, une étude détaillée. Au point de vue des classifications anatomo-pathologiques, chacun des exsudats énumérés dans le sommaire correspond à une forme assez bien déterminée de l'inflammation. Il existe, en effet, une inflammation muqueuse (catarrhale), fibrineuse (pseudo-membraneuse), hémorragique, purulente, etc., parce que l'exsudat est riche en mucus, ou en fibrine coagulable, ou en sang, ou en pus, etc.

On insistera surtout, dans cette étude, sur l'exsudat fibrineux et sur le mécanisme de la formation des fausses-membranes et des néo-membranes, desquelles il sera si souvent question en anatomie pathologique spéciale. (V. en outre, a propos des fausses-membranes, la 43ᵉ leçon.)

A. *Généralités :*

Définition. — Importance de l'étude des exsudats. — Nécessité d'apports nutritifs incessants au foyer inflammatoire. — *Mécanisme de l'exsudation plasmatique.* — *Coagulabilité des exsudats* en général; dépôts fibrineux et épanchements liquides : œdèmes inflammatoires.

B. *Classification des exsudats :*

a. *D'après leur siège :* Exsudats tégumentaire, cavitaire, interstitiel, parenchymateux (tuméfaction trouble); b. *D'après leurs caractères :* Exsudats séreux, muqueux ou catarrhal, hémorragique, chyliforme, diphtéritique, purulent, fibrineux.

Étude particulière de chacune de ces variétés :

1° *Exsudat séreux.* — Frictions vésicantes; œdème inflammatoire; mécanisme de production.

2° *Exsudat muqueux ou catarrhal.* — Hyperfonctionnement des glandes muqueuses et des cellules caliciformes dans les inflammations catarrhales légères des muqueuses; caractères de cet exsudat; nature et origine des « corpuscules du mucus ». *Exsudat muco-purulent.*

3° *Exsudat hémorragique.* — Caractères variables; mode de production: Expectoration rouillée de la pneumonie; urine sanguinolente de l'hématurie. Lésions spécifiques ulcéreuses dans leurs rapports avec l'exsudation hémorragique (morve, tuberculose).

4° *Exsudat chyliforme.* — (Péritoine.) Sa nature discutable.

5° *Exsudat diphtéritique.* — Ce que les Allemands entendent sous ce terme et celui d'exsudat croupal.

Fausses-membranes de la diphtérie aviaire.

6° *Exsudat purulent* (V. suppuration).

7° *Exsudat fibrineux.* — Importance et fréquence; siège. Origine et mode de précipitation de la fibrine; étude à cet égard de l'inflammation expérimentale du péritoine.

Fausses-membranes : Formation ; caractères macroscopiques et micro-scopiques ; rôle ; destinée :

    a. Fonte granuleuse.

    b. Caséification ; calcification.

    c. Organisation : *néo membranes inflammatoires.* Caractères macro-scopiques et microscopiques ; vaisseaux. — Rôle. — Mécanisme de leur résorption (réticulation préalable par les globules blancs (Renaut) ou de leur organisation définitive... Symphyses.

8° *Épanchements des cavités splanchniques.*

———

42ᵉ LEÇON.

Étude de l'inflammation (suite).

IV. LA SUPPURATION. — *Le pus : ses caractères physiques, histo-logiques, bactériologiques.* — *Pathogénie de la suppuration.* — *Évolution des foyers suppuratifs.*

Deux questions principales, en ce qui concerne la suppuration, se posent à l'anatomo-pathologiste : 1° Qu'est-ce que le pus? 2° Comment se forme-t-il et quelles sont ses destinées?

Pour résoudre la première question, il suffira d'étudier les caractères physiques, histologiques et bactériologiques du pus, évacué au dehors ou retiré de l'abcès; ceci est du domaine des constatations pures et simples.

Quant à la pathogénie de la suppuration, elle nécessite les connaissances théoriques — complétées par des considérations nouvelles — qui résultent des leçons qui précèdent. Déjà, en effet, l'on a vu l'organisme répondre à l'attaque microbienne par une mobilisation vigoureuse et rapide de ses agents de défense. La lutte, au moins primitivement, reste circonscrite (nodule toxi-infectieux). Les phagocytes, qui le plus souvent en meurent, englobent les microbes, pour les réduire à l'impuissance; mais ceux-ci se multiplient prodigieusement en dehors de leurs atteintes, et les toxines nécrosantes qu'ils élaborent ne tardent pas à produire le ramollissement aigu ou «colliquatif» (Hallopeau) du foyer: phénomène le plus souvent favorable, puisque l'ouverture de l'abcès et l'évacuation du pus à l'extérieur marque l'élimination de la cause morbigène.

Les autres questions qu'il importe de soulever dans la présente leçon sont celles du mode si variable de pénétration et de progression des substances pyogènes dans l'organisme et celle du *terrain* (aptitudes pyogéniques des différentes espèces), d'ailleurs encore mal connue, il ne faut pas se le dissimuler.

Enfin, pour terminer, un coup d'œil sera jeté sur l'évolution de l'abcès ainsi que sur les complications redoutables qu'il provoque parfois.

A. Le pus.

1° CARACTÈRES PHYSIQUES DU PUS (Envisager à cet égard les différentes espèces) :

    a. Coloration

    b. Consistance.

    c. Odeur.

    d. Abondance.

    e. Corps étrangers macroscopiques et microscopiques.

2° CARACTÈRES HISTOLOGIQUES DU PUS :

    a. Sérum du pus; composition chimique.

    b. Éléments cellulaires caractéristiques : les différentes variétés de leucocytes; étude générale.

    c. Éléments cellulaires ou interstitiels transformés.

    d. Corps étrangers parasitaires : 1° *Animaux* (échinocoques, cysticerques, filaires, distomes, etc.); 2° *végétaux* (champignons, moisissures).

    e. Corps étrangers microbiens.

3° CARACTÈRES BACTÉRIOLOGIQUES DU PUS :

Microbes pyogènes :
- *a. Accidentellement :* La plupart des microbes.
- *b. Habituellement :*
  - *Microcoque pyogène de Pasteur.*
  - *Streptocoques pyogènes.*
  - *Staphylocoques* . .
    - aureus.
    - albus.
    - citreus.
    - flavescens, etc.

B. La suppuration : Pathogénie.

1° *Suppurations amicrobiennes :* généralités.. — Expériences de M. Chauveau (1872).

2° ÉTUDE DES SUBSTANCES PYOGÈNES :

Nature et action. — Toxines microbiennes. Lutte des microbes et des phagocytes; moyens d'action des uns et des autres; création du foyer purulent (abcès).

Modes de pénétration, de progression et de dissémination dans l'organisme :

    a. Effraction directe.

    b. Infection secondaire des traumas.

    c. Microbisme latent.

Mode de progression des matières pyogènes dans le système lymphatique (V. lymphangites et adénites suppurées). — Progression le long des conduits naturels (muqueuses). — Ulcérations; embolies pyogéniques et foyers métastatiques.

La question du terrain. — *Aptitudes pyogéniques des différentes espèces :* Cheval, bœuf, mouton et chèvre, carnassiers, porc, lapin et cobaye, oiseaux.

G. Évolution des foyers suppuratifs.

    1° CONSTITUTION DU FOYER PURULENT. — ÉVOLUTION ULTÉRIEURE :

    a. Victoire de l'organisme : Membrane pyogénique; enkystement, résorption ou transformation du pus (transformation caséeuse, infiltration calcaire).

    b. Défaite de l'organisme : Accroissement du foyer; embolies pyogéniques; infection purulente.

    2° ÉLIMINATION DU PUS. — Élimination chirurgicale. — Évacuation spontanée. — Causes de la progression naturelle du pus vers les surfaces de revêtement externes ou internes.

    3° CICATRISATION. — Mécanisme (V. 39° leçon).

    4° COMPLICATIONS. — Tenant au siège (ouverture d'une cavité splanchnique, articulaire). — Destructions organiques définitives. — Empoisonnement par les toxines microbiennes.

Addendum à l'étude de la suppuration : Gourme. — *Infection purulente;* généralités.

43ᵉ LEÇON.

Étude de l'inflammation (*suite*).

V. *Rôle des épithéliums dans l'inflammation.* — *Les processus réparateurs : Hypertrophies et hyperplasies inflammatoires.*

Jusqu'à présent, dans cette étude générale de l'inflammation, on a été obligé de laisser à peu près complètement dans l'ombre le rôle des épithéliums, bien différent de celui des cellules endothéliales, séreuses ou vasculaires, quoi qu'on en puisse penser *à priori*, car, si ces dernières se rapprochent, morphologiquement et réactionnellement, des cellules connectives fixes, les premiers en diffèrent nettement.

Il s'agit, en effet, de cellules différenciées en vue d'un fonctionnement particulier d'ordinaire bien défini et qu'on peut présenter, ainsi que l'a suggestivement énoncé M. Letulle, comme des éléments *parasitaires* du tissu conjonctivovasculaire. Il faut toutefois reconnaître qu'ils possèdent des aptitudes réactionnelles faibles, mais non douteuses, ainsi que suffiraient pour le démontrer les inflammations catarrhales des muqueuses, dans lesquelles on rencontre des cellules plurinucléées manifestement en voie de prolifération. Mais, alors que les autres cellules de l'organisme font preuve, ainsi qu'on l'a vu, d'une activité défensive remarquable, les épithéliums sont rapidement troublés dans leur vitalité par l'inflammation, qui les frappe de dégénérescence aiguë, totale ou progressive.

Ici, par conséquent, revient cette question des dégénérescences cellulaires, antérieurement examinée d'une manière générale. (V. préambule de la 35ᵉ leçon.)

Il ne suffirait pas de constater les modifications histologiques des épithéliums enflammés, il faut encore rechercher le mode de production des lésions qu'ils offrent, ainsi que les relations existant entre ces dernières et l'état de la gangue conjonctivo-vasculaire voisine.

Quant aux «processus réparateurs» de l'inflammation : *Hypertrophie simple,* résultat naturel d'une hypernutrition et *Hyperplasie,* c'est-à-dire prolifération cellulaire — phénomène réparateur par excellence auquel il faut adjoindre ce qu'on peut appeler l'hyperplasie interstitielle (V. sommaire), — leur importance apparaît si indiscutable, qu'on ne croit pas avoir à y insister ici.

1. **Rôle des épithéliums dans l'inflammation.**

   a. GÉNÉRALITÉS : Les épithéliums, parasites du tissu conjonctivo-vasculaire. Faibles aptitudes réactionnelles des épithéliums résultant de leur spécialisation; preuves que ces aptitudes existent cependant : hyperplasies des inflammations catarrhales et parenchymateuses subaiguës et chroniques; exemples.

   b. LÉSIONS ÉPITHÉLIALES. — 1° *Dégénérescences aiguës totales : Nécrose coagulante ou fibrineuse* (v. mortifications) : Intensité du processus capable de la déterminer; — rôle joué par les épithéliums dans la formation des fausses membranes; — 2° *Dégénérescences aiguës progressives :* État vacuolaire (rein); dégénérescence graisseuse ou granulo-graisseuse (foie, rein); tuméfaction trouble; dégénérescence colloïde (rein); dégénérescence muqueuse (épithéliums de revêtement). (V. dégénérescences, 35° leçon.) — 3° *Lésions épithéliales liées aux inflammations chroniques et aux scléroses :* Atrophie; exemples.

   c. MODE DE PRODUCTION DES LÉSIONS ÉPITHÉLIALES : 1° *Mode traumatiq. ou mécanique :* Décollement par les exsudats, les globules diapédésés (inflammations fibrineuses, catarrhales; compression résultant de la sclérose; — 2° *Mode toxique :* Action directe ou indirecte des agents microbiens.

   d. RELATIONS EXISTANT ENTRE LES LÉSIONS ÉPITHÉLIALES ET CELLES DE LA GANGUE CONJONCTIVO-VASCULAIRE VOISINE : 1° *Lésions contemporaines* (traumatismes, brûlures, etc.); 2° *Lésions conjonctives primitives* (abcès sous-muqueux, etc.); 3° *Lésions épithéliales primitives* (inflammations ascendantes ou descendantes des muqueuses : bronchites; pyélo-néphrites, etc.).

2. **Les processus réparateurs : Hypertrophies et hyperplasies inflammatoires.**

   A. HYPERTROPHIES. — *Généralités :* Abondance des matériaux nutritifs dans les foyers inflammatoires; hypernutrition et hypertrophie.

Hypertrophie réelle des éléments de la série conjonctive (cellules connective fixe, endothéliale, cartilagineuse, osseuse); caractères de l'hypertrophie.

Hypertrophie douteuse des éléments différenciés et spécialisés :

Tuméfaction trouble de Virchow; sa nature : dislocation moléculaire.

B. Hyperplasies. — Définition; étude : 1° *Prolifération des éléments conjonctifs :* Travail cicatriciel; — proliférations dépassant le but : bourgeons exubérants. — 2° *Prolifération des éléments différenciés :* Cellules épidermiques; cellules épithéliales (inflammations catarrhales des muqueuses); cellules glandulaires (rein, foie); cellules musculaires striées (cœur) ou lisses (réservoirs contractiles) — déterminisme de l'hyperplasie inconnue. Exemples d'éléments incapables de proliférer (cellules nerveuses). — 3° *Hyperplasies « interstitielles ».* — Produits d'élaboration interstitiels : Substances organisées (fibres conjonctives, élastiques) et anhistes (cartilage, os, mucus). Hyperplasies portant sur ces produits, organisés ou non.

44ᵉ LEÇON.

Inflammations chroniques et scléroses. — Inflammations nodulaires. — Histogénèse du tubercule.

La question de la *pathogénie des scléroses* est, encore aujourd'hui, bien mal déterminée en pathologie vétérinaire. A cet égard, elle offre à l'anatomo-pathologiste un champ d'étude encore inexploré, vaste et plein d'intérêt.

Les caractères anatomiques, macroscopiques et microscopiques — envisagés dans cette leçon d'une manière générale — des inflammations chroniques et des scléroses en résultant sont mieux connus et pourront être, à propos des différents organes (foie, poumon, cœur, reins, etc.), l'objet d'une description relativement précise (V. anat. path. sp.).

Les *inflammations nodulaires*, parasitaires ou infectieuses, qui sont une forme de l'inflammation chronique, ont été l'objet de très nombreuses et très importantes recherches. Elles se rencontrent si fréquemment chez les animaux, qu'on ne saurait en faire une étude trop complète. Mais elles ne seront envisagées ici que d'une façon assez sommaire, pour en fixer les *caractères fondamentaux*, car, en anatomie pathologique spéciale, à propos de chacun des organes qui peuvent en être le siège, elles seront décrites avec le plus grand soin.

L'*histogénèse du tubercule* a suscité de nombreuses théories qu'il ne saurait être question d'étudier ici en détail, mais qui se résument en celle de Baumgartem, attribuant le principal rôle aux cellules fixes des tissus, et celle de Metchnikoff et Borrel, son élève, partisans de l'intervention exclusive des globules blancs. Cette dernière opinion, érigée sur des expériences nombreuses et précises, autant qu'ingénieuses, semble aujourd'hui la plus exacte. Cependant, peut-être est-elle justement trop exclusive?

En effet, il ne semble pas irrationnel d'admettre que les cellules connectives fixes et les cellules endothéliales — dont les aptitudes réactionnelles, quoique moins promptes à se manifester, n'en sont pas moins très évidentes, on l'a vu, — sont capables de contribuer à l'édification du tubercule. Il est bien illusoire en tout cas de chercher à distinguer, sur une coupe, les leucocytes mononucléaires des cellules conjonctives embryonnaires auxquelles ils se trouvent mélangés!

Quoi qu'il en soit, c'est la théorie de MM. Metchnikoff et Borrel qui sera surtout exposée dans cette leçon, comme se rapprochant le plus de la vérité expérimentale.

A. **Inflammations chroniques et scléroses :**

1° *Généralités et définitions.* — Caractères de la *chronicité* : Transformation fibroïde de la charpente conjonctive des organes. La sclérose, type fondamental des inflammations chroniques. Indurations indépendantes de la s·lérose (infiltration cancéreuse, dégénérescence amyloïde, kystes hydatiques, etc.).

2° *Caractères macroscopiques des scléroses :* La sclérose, hypertrophique et atrophiante. Modifications de forme et de volume des organes sclérosés. Scléroses corticales.

3° *Caractères microscopiques des scléroses.* — Généralités. — Applications aux exemples suivants :

    a. Sclérose cardiaque.

    b. Sclérose pulmonaire.

    c. Sclérose rénale.

    d. Sclérose (cirrhose) hépatique. Interprétation des coupes.

4° *Division des scléroses :* Scléroses circonscrite et diffuse. *Scléroses systématiques* (périvasculaires et péricanaliculaires) indépendantes ou dépendantes d'une lésion primitive des conduits. Exemples.

5° *Pathogénie des scléroses :* Doctrine de l'artério-sclérose; sclérose par ischémie progressive. Cette doctrine répond-elle fréquemment aux constatations? Recherches de Letulle et de Brault. Causes vraisemblables de la plupart des scléroses : *irritation toxique ou microbienne prolongée.* État de la question en vétérinaire.

B. **Inflammations nodulaires. Histogénèse du tubercule.**

Généralités : L'inflammation, expression de la lutte le plus souvent engagée entre l'organisme et les microbes. Déductions à tirer des leçons qui précèdent : mode de réaction des différents éléments analysé.

Ce qu'il faut entendre par inflammations nodulaires et tubercules.

Agents capables de déterminer ces inflammations : Parasites animaux, végétaux, microbiens; exemples.

Généralités sur les caractères macroscopiques et microscopiques des inflammations nodulaires; en dégager la structure générale du tubercule en choisissant quelques types communs et caractéristiques (actinomycose, tuberculose, morve).

Transformations ultérieures du nodule, résultant de l'action des parasites sur les éléments qui les environnent; exemples : tuberculose, morve.

ÉTUDE DE L'HISTOGÉNÈSE DU TUBERCULE.

Théorie de Baumgarten (1885) sur le rôle des cellules fixes des tissus et en particulier des épithéliums (*poumon, foie, rein*).

Recherches de Metchnikoff et de Borrel : Rôle exclusif des globules blancs.

Étude expérimentale de la tuberculose pulmonaire (Borrel, 1893).

Injection intra-veineuse d'une culture de tuberculose.

I. *Réaction initiale :* Rôle des leucocytes polynucléaires et des leucocytes mononucléaires. Cellules épithélioïdes et géantes; leur signification (opinions de Weigert, de Metchnikoff et de Borrel). Formation les tubercules intra-vasculaires. — *Processus alvéolaire :* origine et rôle les « cellules à poussières »; — *évolution des tubercules initiaux; caséification progressive; barrière fibreuse.*

II. *Réaction secondaire :* Réaction lymphatique péribronchique et périvasculaire; formation de tubercules « intra-lymphatiques », par dissémination des cellules chargées de bacilles.

Réserves à faire en ce qui concerne l'exclusivisme possible de la théorie de MM. Metchnikoff et Borrel (V. Préambule).

(Pour l'histogénèse du tubercule morveux, V. 76ᵉ leçon.)

45ᵉ LEÇON.

Étude des Néoplasmes.

---

1. Généralités : Définition. — Anatomie et physiologie générales. — Étiologie et pathogénie. — Classification.

Cinq leçons vont être consacrées à l'étude des néoplasmes : une aux généralités (anatomie et physiologie générales, étiologie et pathogénie, etc.) et les quatre autres à la description particulière des tumeurs.

Dans cette première leçon, on insistera surtout sur le mode d'accroissement et de généralisation des tumeurs cancéreuses, préalablement définies, ainsi que sur l'étiologie et la pathogénie des néoplasmes. Bien entendu, on se contentera de citer les principaux faits qui viennent à l'appui de la doctrine parasitaire, ou qui, au contraire, tendent à l'infirmer. Un certain nombre de théories plus ou moins séduisantes ont été proposées dans ces dernières années; il faut attendre, pour leur faire une place sérieuse dans l'enseignement, qu'elles aient reçu leur consécration de résultats définitivement acquis.

La classification adoptée pour la description particulière des tumeurs est, à peu de chose près, celle déjà ancienne, mais toujours excellente, de MM. Cornil et Ranvier. Simple, précise et complète, très commode au point de vue pédagogique, il sera difficile de la surpasser.

---

1. Définition.

Ancienne signification et acception présente du mot « *tumeur* ». Caractères différentiels des néoplasmes et des néoformations inflammatoires.

2. Genèse et constitution.

Développement du néoplasme par prolifération des éléments du même type que ceux qui le caractérisent. *Vascularisation* : normale;

9

— 130 —

par excès (tumeurs télangiectasiques); par défaut (altérations régressives). Vaisseaux lymphatiques des tumeurs. Nerfs.

3. Accroissement.

Caractères de la bénignité et de la malignité.

    a. Accroissement du néoplasme bénin.

    b. Accroissement du néoplasme malin :

        1° *Extension locale.* — Mécanisme des embolies cancéreuses.

        2° *Envahissement ganglionnaire :* Lymphangites et Adénopathies cancéreuses; — généralités sur la spécificité cellulaire.

        3° *Généralisation :* Ses deux modes : par la voie lymphatique et par la voie sanguine; — noyaux de généralisation : leur siège ordinaire; structure des foyers secondaires. *Cachexie cancéreuse :* ses caractères, ses causes. Démonstration expérimentale de la toxicité des produits cancéreux.

4. Lésions pathologiques des néoplasmes.

    a. Calcification.

    b. Dégénérescence granulo-graisseuse; modifications consécutives des tumeurs.

    c. Dégénérescence muqueuse, colloïde.

    d. Processus microbiens : Inflammatoires, suppuratifs, ulcéreux.

5. Étiologie des néoplasmes. Généralités.

    a. Hérédité.

    b. Alimentation.

    c. Inflammation, irritation, traumatismes répétés.

    d. Diathèse : Diathèse partielle de Broca; diathèse générale ou arthritique de Bazin; diathèse néoplasique de Verneuil.

6. **Pathogénie des néoplasmes.**

    1° Théorie nerveuse.

    2° Théorie irritative de Virchow.

    3° Théorie des germes embryonnaires de Cohnheim.

    4° *Théorie parasitaire.*

FAITS OU PRÉTENDUS FAITS SUR LESQUELS CETTE DERNIÈRE THÉORIE EST BASÉE :

a. *Contagion :* Épidémies cancéreuses.

b. *Inoculations expérimentales. Greffes cancéreuses :*

α. Greffes entre espèces animales différentes (?).

β. Greffes entre animaux de la même espèce : Discussion critique des expériences ; état de la question.

c. *Constatation, culture, inoculation de parasites :*

α. Théorie microbienne.

β. Théorie psorospermique : Généralités sur la présence de coccidies dans les cellules épithéliales.

Les deux opinions en présence :

    1° Les figures constatées dans certaines tumeurs cancéreuses sont bien des parasites. (Metchnikoff, Borrel, Nocard, etc.)

    2° Ces prétendues figures parasitaires ne sont que des productions cellulaires. (Schutz, Cornil, Fabre-Domergue, Cazin et Duplay.)

Recherches récentes de Bosc (1898).

Discussion des opinions sus-énoncées ; faits qui appuient l'une ou l'autre ; conclusion orientée en faveur de la *théorie parasitaire.*

7. **Classification des néoplasmes.**

Classification clinique en tumeurs bénignes et malignes.

Historique sommaire de la question : Tumeurs homologues et hétérologues de Laennec ; homéoplasiques et hétéroplasiques de Lobstein ; homéomorphes et hétéromorphes de Lebert.

Loi de Müller (1838). Application : nomenclature actuelle des tumeurs avec leur désinence en *ome* (fibrome, etc.).

Classification de M. Bard : Spécificité de tous les éléments cellulaires; variétés embryonnaire, intermédiaire, adulte, correspondant à chaque type de tumeur. Critique.

Classification anatomique de MM. Cornil et Ranvier : Excellence pédagogique.

Ordre dans lequel il sera procédé à l'étude des néoplasmes.

(V. leçons suivantes.)

46ᵉ LEÇON.

Étude des Néoplasmes (suite).

II. *Sarcome. — Myxome. — Fibrome. — Lipome.*

A propos de chaque tumeur, on envisagera autant que possible les points suivants :

Définition. — Caractères anatomiques généraux macroscopiques et microscopiques. — Description particulière des différentes espèces. — Description des variétés qui résultent de l'association du tissu caractéristique de la tumeur à un autre tissu (tumeurs mixtes) ou bien d'une altération secondaire de la tumeur primitive. — Siège. — Pathogénie. — Développement. — Extension. — Généralisation. — Pronostic.

A. Sarcome.

   a. Définition.

   b. Caractères généraux : 1° Cellules; 2° Substance fondamentale;
      3° Vaisseaux.

   c. Description particulière des différentes espèces :

      1° Sarcome *encéphaloïde ;*

      2° Sarcome *fasciculé ;*

      3° Sarcome *myéloïde ;*

      4° Sarcome *ossifiant ;*

      5° Sarcome *névroglique.*

      6° Sarcome *angiolithique.*

d. Variétés résultant de l'association du tissu sarcomateux à un autre tissu :

    7° Sarcome *muqueux* (Myxo-sarcome; Kysto-sarcome; Cylindrome);

    8° Sarcome *lipomateux* (Lipo-sarcome);

    9° *Fibro-sarcome;*

    10° Sarcome *mélanique.*

e. Siège.

f. Développement, extension, généralisation des sarcomes.

g. Pronostic.

B. Myxome.

    a. Définition.

    b. Caractères anatomiques généraux, macroscopiques et microscopiques.

    c. Étude particulière des espèces et variétés :

        1° Myxome *pur;*

        2° Myxome à *fibres élastiques;*

        3° Myxome à *paillettes de cholestérine;*

        4° Myxome *lipomateux.*

    d. Variétés résultant d'altérations secondaires : Myxome télangiectasique. Dégénérescences muqueuse et graisseuse (myxomes kystiques). Inflammation et ulcération.

    e. Siège des myxomes.

    f. Accroissement.

    g. Pronostic.

C. Fibrome :

    a. Définition.

    b. Caractères anatomiques généraux macroscopiques et microscopiques.

    c. Étude particulière des espèces et variétés :

1° Fibrome *lamelleux;*

2° Fibrome *fasciculé.*

d. *Altérations secondaires :* Dégénérescences muqueuse, calcaire. Inflammation.

e. *Siège des fibromes.*

f. *Pathogénie :* Nature parasitaire de certains fibromes (botryomyces).

g. *Pronostic.*

D. **Lipome** :

a. *Définition.*

b. *Caractères anatomiques généraux,* macroscopiques et microscopiques.

c. *Espèces et variétés :* Lipome *pur, myxomateux, fibreux, osseux, érectile.*

d. *Altérations :* Nécrose. Infiltration calcaire. Inflammation. Ulcération.

e. *Siège et pronostic.*

47ᵉ LEÇON.

Étude des Néoplasmes (suite).

III. *Chondrome. — Ostéome. — Odontome. — Myome.*
Névrome.

E. Chondrome :

a. *Définition.*

b. *Caractères anatomiques,* macroscopiques et microscopiques.

c. *Espèces et variétés :*

1° Chondrome hyalin ;

2° Fibro-chondrome ;

3° Chondro-sarcome ; etc.

d. *Altérations secondaires :* Dégénérescence ; calcification ; ossification.

e. *Siège.*

f. *Développement*

g. *Pronostic.*

Tumeurs ostéoïdes : Définition, selon Virchow. — Généralités.

F. Ostéome :

a. *Définition.*

b. *Caractères anatomiques,* macroscopiques et microscopiques.

c. *Espèces et variétés :* Ostéomes *éburnés, compactes, spongieux.* — Division en ostéomes exostosiques (exostoses) et ostéomes purs.

1° *Exostoses* : Épiphysaires; parenchymateuses; énostoses.
(V. anat. path. spéciale.)

2° *Ostéomes purs* : Ossification anormale des cartilages; des
membranes fibreuses (pachyméningite ossifiante); des
viscères (oreillette, intestin, poumon, etc.). — Généralités.

Odontome :

a. *Définition.*

b. *Caractères.*

c. *Siège.*

Dents des kystes dermoïdes.

G. Myome :

Division : M. à fibres striées (Rabdomyomes); M. à fibres lisses
(Léiomyomes).

A. Myome à fibres striées.

B. Myome à fibres lisses.

a. *Caractères anatomiques généraux*, macroscopiques et microscopiques.

b. *Variétés* : lobulée, non lobulée. — Fibro-myomes.

c. *Dégénérescences* calcaire, graisseuse, muqueuse.

d. *Siège et développement.*

e. *Pronostic.*

H. Névrome :

a. *Définition.*

b. *Division :*

1° *Névromes médullaires ou ganglionnaires.*

2° *Névromes fasciculés :*

α. Névromes vrais ou hyperplasiques de Virchow.

β. Névromes conjonctifs ou faux-névromes.

Variétés : fibreuse, myxomateuse, sarcomateuse.

Siège : Névrites locales; névromes généralisés (Colin, Morot).
Caractères macroscopiques et microscopiques. — Pronostic.

48ᵉ LEÇON.

Étude des Néoplasmes (*suite*).

IV. *Angiome.* — *Lymphangiome.* — *Lymphadénome.* — *Adénome.*
Papillome. — *Kystes.*

I. Angiome :

    a. Définition.

    b. Division : 1° Angiome simple (*nœvus*); 2° Angiome caverneux.

    c. Caractères anatomiques, macroscopiques et microscopiques.

    d. Siège.

    e. Développement.

    f. Diagnostic différentiel (tumeurs télangiectasiques).

    g. Pronostic.

J. Lymphangiome.

K. Lymphadénome et Lymphadénie :

Définitions.

Généralités sur la lymphadénie : Hyperplasie du tissu lymphoïde; espèces atteintes; symptômes; pathogénie (Virchow, Loevit, Hayem, etc.).

Caractères anatomiques, macroscopiques et microscopiques, des lymphadénomes.

L. Adénomes :

    a. Définition.

    b. Division : Adénomes acineux et adénomes tubulés.

1° *Adénomes acineux :* Caractères macroscopiques et microscopiques; siège.

2° *Adénomes tubulés à cellules cylindriques :* Caractères macroscopiques et microscopiques ; siège.

Pronostic des adénomes.

Diagnostic. — Prolifération épithéliale déterminée par la formation d'une tumeur dans une glande ou par l'inflammation d'une muqueuse ; difficulté du diagnostic différentiel.

M. Papillomes :

a. *Définition.*

b. *Division :*

Papillomes cornés ou malpighiens; papillomes muqueux.

1° PAPILLOMES CORNÉS OU MALPHIGHIENS. Variétés :

a. *Papillomes en plaque :* Acception particulière du mot *cor* en vétérinaire. Développement; siège; caractères de cette variété de papillomes.

b. *Cornes cutanées.*

c. *Papillomes villeux ou verrues :* Synonymie; développement; caractères anatomiques; siège; espèces prédisposées; contagiosité [?] (*bacterium porri* de Majocchi).

2° PAPILLOMES MUQUEUX : Caractères anatomiques; développement; siège.

N. Kystes :

Définition. Caractères anatomiques généraux.

Classification des kystes d'après leur contenu.

1° KYSTES SÉBACÉS : *Définition. Fréquence* chez le chien (tubercules miliaires de la peau); chez le cheval (loupes); chez l'homme (comédons, pustules d'acné, loupes). *Caractères anatomiques;* nature du contenu (mélicérique ou stéatomateux). *Pronostic.*

2° KYSTES MUQUEUX : Définition; caractères; siège; pronostic.

3° KYSTES SÉREUX :

a. *Épanchements traumatiques.*

b. *Hygromas* (V. anat. path. de l'app. locomoteur).

c. *Kystes séreux proprement dits* : Ovaire, péritoine, rein (V. anat. path. spéciale).

Généralités sur les Kystes ovariens : Fréquence; caractères anatomiques; pathogénie. Kystes prolifères multiloculaires.

4° KYSTES DERMOÏDES : Définition; généralités.

Étude des principales variétés :

1re *Variété* : Identique aux loupes.

2e *Variété* : Paroi dermo-papillaire; poils et matière sébacée.

3e *Variété* : Tissus variables implantés dans la paroi du kyste (dents, os, muscles, etc.).

Siège des kystes dermoïdes. Pathogénie.

5° KYSTES PARASITAIRES (V. an. path. spéciale, les divers organes qui peuvent en être le siège).

49ᴱ LEÇON.

Étude des Néoplasmes (suite).

V. Épithéliomes et carcinomes.

La plupart des anatomo-pathologistes ont de la tendance aujourd'hui à rapprocher les carcinomes des épithéliomes pour constituer le groupe des *tumeurs épithéliales*. Pour eux, le carcinome tire toujours son origine d'un épithélium de revêtement ou glandulaire et ils appuient leur opinion sur la forme, la structure, les propriétés de la cellule cancéreuse. Cependant il faut reconnaître que cette question de l'origine du carcinome n'est pas encore définitivement résolue dans le sens précédent. L'une des principales objections qu'on peut faire aux partisans de l'origine épithéliale, c'est que les cellules du carcinome ne sont pas unies entre elles par l'intermédiaire d'un ciment intercellulaire et qu'elles flottent pour ainsi dire librement dans le plasma cancéreux. C'est encore que leur polymorphisme et leur configuration irrégulière les rapprochent des cellules conjonctives ou des endothéliums aussi bien que des cellules épithéliales proprement dites.

Quoi qu'il en soit de l'origine épithéliale ou conjonctive des carcinomes, on les rapproche ici des épithéliomes vrais, qu'ils égalent et dépassent en fréquence et en gravité. (Pour tout ce qui concerne l'étiologie, la pathogénie et la généralisation du cancer, on se reportera à la 45ᵉ leçon.)

O. Épithéliomes :

Définition. — *Division* : Épithéliomes pavimenteux et épithéliomes cylindriques.

1° ÉPITHÉLIOME PAVIMENTEUX LOBULÉ :

Définition. — *Siège.* — *Caractères macroscopiques et microscopiques* Stroma conjonctif et lobules épithéliaux; mécanisme de la kératinisation dans ces lobules.

Variété colloïde. — *Caractères microscopiques.*

Altérations de l'épithéliome lobulé: *Ulcération:* a. par désagrégation cellulaire; — b. par oblitération vasculaire. — *Calcification.*

Développement. — *Accroissement.* Épithéliomes térébrants.

Généralisation. — *Pronostic.*

2° Épithéliome pavimenteux perlé.

3° Épithéliome pavimenteux tubulé : Définition. — Caractères anatomiques. — Siège et développement. — Pronostic.

Épithéliomes à corps oviformes.

4° Épithéliomes à cellules cylindriques :

Définition. — Caractères anatomiques macroscopiques et microscopiques. — Altérations. — Siège. — Développement. — Généralisation. — Pronostic.

P. Carcinomes. — Aperçu historique et définition.

Caractères macroscopiques. — Cancer en masse, par infiltration, en cuirasse. — Consistance. — Coupe et suc cancéreux; ses caractères; son abondance. — Stroma alvéolaire. — Vaisseaux sanguins et lymphatiques.

Caractères microscopiques :

a. *Éléments cellulaires du suc cancéreux.* Absence de ciment.

b. *Stroma.* Système caverneux des carcinomes; vaisseaux sanguins et lymphatiques.

Développement. — Théorie de Cornil et Ranvier, de Trasbot. — Théorie épithéliale. — Théorie parasitaire.

Accroissement et généralisation. — Rôle du système lymphatique. — Adénopathies cancéreuses successives. — Spécificité des cellules cancéreuses. — Greffes viscérales (V. 45° leçon).

Altérations. — 1° Dégénérescence graisseuse. — 2° Transformation caséeuse. — 3° Calcification. — 4° Inflammation et ulcération.

DIVISION : ESPÈCES ET VARIÉTÉS.— Description :

1° Carcinome fibreux ou squirrhe;

2° Carcinome encéphaloïde ou médullaire; — variété télangiectode;

3° Carcinome lipomateux (non signalé en vétérinaire);

4° Carcinome colloïde ou muqueux;

5° Carcinome mélanique.

PROGRAMME D'ANATOMIE PATHOLOGIQUE

DEUXIÈME PARTIE

ANATOMIE PATHOLOGIQUE SPÉCIALE

(41 leçons)

Considérations préliminaires.

L'anatomie pathologique spéciale, qui a pour objet l'étude des altérations des différents organes, comprendra les 41 leçons indiquées dans le tableau suivant:

TABLEAU DU MODE DE RÉPARTITION
DES LEÇONS D'ANATOMIE PATHOLOGIQUE SPÉCIALE.

1° Tissu conjonctif et membranes séreuses...................... 1 leçon.

2° Appareil locomoteur (4 leçons).
- Système osseux...................... 2 leçons.
- Articulations 1
- Muscles............................ 1
- Tendons et synoviales.................. 1

3° Appareil lymphatique (2 leçons).
- Vaisseaux lymphatiques 1
- Ganglions......................... 1

4° Appareil circulatoire sanguin (4 leçons).
- Myocarde........................... 1
- Séreuses cardiaques 1
- Artères............................ 1
- Capillaires, veines, sang.............. 1

5° Appareil digestif (8 leçons).
- Anatomie pathologique générale des muqueuses digestives.................. 1
- Bouche. — Glandes salivaires 1
- Pharynx. — OEsophage. — Estomac..... 1
- Intestin 2
- Pancréas. — Rate. — Péritoine........ 1
- Appareil biliaire...................... 2

6° Appareil respiratoire (8 leçons).
- Anatomie pathologique générale de l'appareil respiratoire...................... 1
- Cavités nasales, sinus, poches gutturales, larynx, trachée.................... 1
- Bronches et poumon.................. 5
- Plèvres............................ 1

7° Appareil urinaire (3 leçons).
- Anatomie pathologique générale du rein... 1
- Anatomie pathologique spéciale de l'appareil urinaire......................... 2

8° Appareil génital mâle...................... 1

9° Appareil génital femelle.................... 2

10° Appareils de la vision et de l'audition...................... 2

A PROPOS DE LA DESCRIPTION MÉTHODIQUE DES LÉSIONS :

Chacun des appareils ci-dessus mentionnés sera, autant que possible, l'objet de la *description méthodique* suivante :

1° *Préambule d'histologie normale ;*

2° *Anatomie pathologique générale ;*

3° *Anatomie pathologique spéciale :*

    a. Altérations cadavériques ;

    b. Lésions congestives actives et passives ;

    c. Lésions inflammatoires (aiguës, chroniques, spécifiques) ;

    d. Lésions parasitaires ;

    e. Tumeurs.

Ainsi qu'on le voit, sont laissées de côté toutes les questions se rapportant à la *tératologie,* contrairement à la méthode adoptée par certains anatomo-pathologistes qui font entrer dans leur cadre les malformations congénitales des organes. Mais il est inutile de morceler sans profit bien évident l'enseignement de la tératologie qui se rattache à la chaire d'anatomie descriptive.

Quelques mots d'explication maintenant sur le procédé descriptif dont il vient d'être question :

1° On pourrait croire que le rappel, à propos de chaque appareil ou organe, des données fondamentales de l'histologie normale, est tout au moins superflu et ne peut qu'entraîner une perte de temps. Il n'en est rien. D'abord, il est impossible de ne pas convenir qu'il faut, de toute nécessité, pour aborder fructueusement l'étude d'une question d'histologie pathologique, quelle qu'elle soit, posséder des connaissances très précises d'histologie normale. Le préambule en question est donc parfaitement justifié, *étant donné qu'il ne s'agit pas, bien entendu, de recommencer les leçons de l'année précédente, mais d'en extraire pour ainsi dire la substance et de rappeler des notions indispensables, évanouissantes en beaucoup d'esprits, ainsi que l'expérience en fournit chaque jour la preuve.*

L'histologie normale servira toujours ou presque toujours d'introduction à l'histologie pathologique. En regard de l'élément sain et de son évolution normale, il ne peut qu'être profitable de montrer l'élément lésé, ainsi que son évolution morbide.

2° L'étude attentive de différents processus pathologiques qui peuvent atteindre un organe permet le plus souvent de dégager les *modes généraux de réaction*, vis-à-vis des causes perturbatrices, des différents éléments qui le composent; c'est ce qu'on entend sous le nom d'anatomie pathologique générale de cet organe, et c'est ce qu'il importe avant tout de connaître.

3° Quelques viscères (estomac, intestin, foie, poumon, etc.) s'altèrent après la mort avec une plus ou moins grande rapidité, de sorte que, dans les autopsies tardives, on pourrait croire à tort qu'ils sont le siège de lésions. C'est pour éviter cette importante méprise qu'un paragraphe sera consacré, chaque fois qu'on le jugera nécessaire, aux *altérations cadavériques*.

4° Les *lésions congestives et inflammatoires* (aiguës, chroniques, spécifiques) des organes constituent la plus importante partie du domaine de l'anatomie pathologique spéciale. On en fera toujours soigneusement connaître les caractères macroscopiques et microscopiques. Quant aux *lésions parasitaires*, on n'envisagera le plus souvent que celles dont l'importance est indiscutable. Il serait fastidieux et hors du sujet d'énumérer tous les parasites qui peuvent siéger dans un organe sans en compromettre d'une façon sérieuse l'intégrité. Ainsi, à propos de l'intestin, on se contentera de décrire, d'une manière générale, les lésions de l'helminthiase.

5° Mais il ne suffirait pas de faire connaître, au double point de vue macroscopique et microscopique, la lésion telle qu'on la rencontre à l'autopsie. Il importe également de déterminer son étiologie et sa pathogénie, c'est-à-dire de découvrir sa cause et de voir comment elle s'est progressivement constituée. La lésion a parcouru différents stades, n'a pas toujours été telle qu'on la découvre : avant d'être caséeux au centre, le tubercule morveux. par ex., est translucide et homogène.

Il importe également, dans des circonstances bien choisies et sans y insister d'ailleurs, de remonter de la lésion aux symptômes qu'elle a provoqués : l'exsudat bronchique explique les râles crépitants; la coagulation de l'exsudat alvéolaire et l'hépatisation qui en résulte, le souffle tubaire de la période d'état de la pneumonie; les néo-membranes symphysaires de la pleurésie chronique expliquent le bruit de clapotement perçu durant la vie et produit par le choc de l'épanchement pleural contre les cordages organisés qu'elles représentent, etc.

C'est ainsi qu'on arrivera à l'intelligence complète d'un processus morbide.

Le tableau et les considérations qui précèdent permettront de supprimer d'un bon nombre des leçons qui vont suivre le préambule explicatif qui était jusqu'à présent le plus ordinairement justifié.

50ᵉ LEÇON.

Lésions du tissu conjonctif
et des membranes séreuses.

———

Malgré qu'il ait été déjà question des membranes séreuses à propos de l'inflammation expérimentale, on ne croit pas inutile, avant de s'occuper des appareils locomoteur, circulatoire, respiratoire et digestif, à l'occasion desquels il sera parlé des séreuses articulaires et tendineuses et des séreuses splanchniques (péricarde, plèvre, péritoine), de fixer dans une leçon les caractères généraux des lésions qui peuvent les atteindre.

On ne sera pas surpris du rapprochement, dans cette leçon, du tissu conjonctif et des séreuses, car leur homologie, autrefois affirmée par Milne Edwards (théorie des lacunes inter-organiques séreuses, V. 4ᵉ leçon), a reçu depuis lors, de très nombreuses recherches, sa consécration définitive.

Il suffit de rappeler ici que les membranes séreuses envisagées au point de vue de leur structure représentent une forme à peine différenciée du tissu conjonctif, — on y a insisté à propos de l'histologie, — et que les procédés réactionnels mis en œuvre dans l'inflammation sont identiques dans l'un et l'autre cas.

———

1. Lésions du tissu conjonctif.

a. Congestion et hémorragie. — Caractères macroscopiques et microscopiques de l'hémorragie interstitielle et sous-cutanée. — Modifications ultérieures du sang épanché. — Processus irritatifs du tissu conjonctif engendrés par l'hémorragie.

b. OEdèmes. — α. *OEdème séreux.* — Définition. — Caractères macroscopiques et microscopiques. — Pathogénie. — Conséquences de l'œdème séreux persistant; formation du tissu lardacé (Renaut). — β. *OEdème inflammatoire.* — Définition. Caractères. — Modifications irréparables du tissu conjonctif; fonte de la trame connective et formation de tissu cicatriciel, incapable de jouer un rôle nutritif.

c. Inflammation (V. leçons sur l'inflammation). — *Inflammation expérimentale aseptique.* — *Inflammation purulente : Phlegmon aigu,* circonscrit ou diffus (membres).— *Phlegmon chronique* ou abcès froid.

d. Parasites. — *Tumeurs.* — Généralités.

2. **Lésions des membranes séreuses.**

a. Congestion. — *Hémorragie.* Épanchements sanguins des séreuses splanchniques.

b. Hydropisies.

c. Lésions inflammatoires (V. Inflammation et séreuses en particulier). — Généralités.

> 1. *Inflammation fibrineuse :* Exsudat fibrineux et fausses-membranes. — Rappeler en quelques mots leur structure ainsi que leur mode de formation.

> 2. *Inflammation adhésive :* Symphyses. — Mécanisme de substitution des néo-membranes aux fausses membranes.— Structure. — Rôle. — Destinée.

> 3. *Inflammation purulente :* Primitive ; secondaire. — État de la séreuse et caractères de l'exsudat.

> 4. *Inflammation hémorragique.*

d. Tuberculose des séreuses. — Généralités sur la tuberculose miliaire. — *Tuberculose des séreuses chez les ruminants et les carnassiers :*

> 1. *Caractères macroscopiques :* Lésions tuberculeuses proprement dites et lésions inflammatoires réactionnelles de la séreuse. — Lésions conglomérées et symphysaires.

> 2. *Caractères microscopiques.*

e. Parasites des séreuses. — *Tumeurs.*

51ᵉ LEÇON.

Anatomie pathologique de l'appareil locomoteur.

I. Lésions du système osseux. — *Anatomie pathologique générale. Fractures et cal. — Ostéites.*

L'anatomie pathologique du système osseux n'est qu'un chapitre de l'anatomie pathologique générale. Lorsqu'on examine l'une quelconque des variétés d'ostéite, le rachitisme, etc., on ne se préoccupe pas, en effet, de tel ou tel os frappé par la maladie, mais du *tissu osseux* dont on cherche à fixer les caractères morbides. Ceci montre que la division de l'anatomie pathologique en générale et spéciale, très commode au point de vue de l'enseignement, n'en est pas moins dans certains cas un peu artificielle.

Les lésions du système osseux, si fréquentes et souvent si graves chez les animaux, méritent qu'on leur consacre deux leçons.

Dans la première, on établira que la cellule osseuse, qui n'est qu'une cellule conjonctive aux caractères à peine masqués, se comporte identiquement à cette dernière lorsqu'elle subit le *choc* inflammatoire : retour à l'état embryonnaire, prolifération accompagnée d'une résorption de la substance fondamentale; ce sont là des caractères communs aux inflammations des tissus squelettiques et fibreux. Plus tard, la même cellule, utilisant les propriétés qu'elle possède pour ainsi dire à l'état latent, reprendra son fonctionnement normal et fabriquera des lamelles osseuses, comblant ainsi par un véritable *tissu cicatriciel*, homologue du tissu de cicatrice fibreux, la brèche résultant de la fonte progressive de l'os.

Dans toutes les questions qui se rattachent à l'anatomie pathologique générale, il est toujours très important d'envisager le *mode intime de nutrition* du tissu ou de l'organe dont on s'occupe, car aussitôt que cette nutrition devient insuffisante, des troubles se manifestent et, dès qu'elle fait entièrement défaut, la *mortification* ne tarde pas à s'ensuivre. On insistera donc sur le système de vascularisation des os et l'importance du périoste, sur le mécanisme et la rapidité du transport des fluides nutritifs dans les prolongements anastomiques des cellules osseuses, sur les désordres enfin qui se produisent lorsque la nutrition devient insuffisante ou nulle dans un territoire osseux ou la totalité d'une pièce squelettique.

Il est clair que ce chapitre de l'anatomie pathologique générale est de la plus haute importance et qu'il pourrait être l'objet de développements beaucoup plus étendus que ceux qui lui sont consacrés dans cette leçon ; mais on remarquera qu'il est fait, à part, une étude relativement complète des *ostéites* et que les questions diverses de la *carie*, de la *nécrose*, du *rachitisme*, de l'*ostéomalacie*... seront ultérieurement l'objet d'un examen détaillé (V. 51ᵉ leçon).

1. **Préambule [d'histologie normale.**

2. **Anatomie pathologique générale :**

Résumé des preuves établissant que la cellule osseuse n'est qu'une cellule conjonctive à peine différenciée. — Prolifération cellulaire et fonte de la substance fondamentale ; prétendus ostéoclastes. — Élaboration osseuse ; son mécanisme. — Anatomie pathologique générale de la moelle osseuse. — Mode intime de nutrition de l'os. — Nécrose.

3. **Fractures et cal. — Pseudarthroses :**

Fractures incomplètes et complètes. — Fractures fermées et ouvertes. — *Lésions des fractures.* — *Réparation des fractures :* 1° *Formation du cal normal :* cal périostique ou externe ; cal intermédiaire ; cal médullaire ou interne. — *Mécanisme de la consolidation ;* caractères histologiques du cal aux différentes périodes de son évolution. — Sa formation dans les fractures ouvertes. — 2° *Formation du cal difforme.* — *Pseudarthrose ;* cal fibreux interfragmentaire et périphérique. — Pseudarthrose fibro-synoviale.

4. **Ostéites :**

Considérations générales. — Description des différentes variétés :

1° *Ostéite raréfiante.* — Définition. — Caractères macroscopiques et microscopiques ; processus de la médullisation. — Théories diverses expliquant la résorption osseuse.

2° *Ostéite condensante ou productive.* — Définition. — Caractères macroscopiques et microscopiques. — Néoformations sous-périostique (exostoses), « parenchymateuse », médullaire.

3° *Ostéites infectieuses.* — Généralités : étude peu avancée de cette catégorie d'ostéites chez nos animaux (rhumatisme, morve, tuberculose, etc.).

TUBERCULOSE OSSEUSE. — Fréquence. — *Caractères macroscopiques généraux :* distribution irrégulière des lésions; tubercules, masses caséeuses, cavités suppurantes, etc. — Trajets fistuleux et fongosités. — *Caractères microscopiques :* médullite tuberculeuse; réaction de l'os; sa destruction par du tissu embryonnaire; caséification.

5. Actinomycose des os :

Siège. — *Caractères macroscopiques généraux.* — *Caractères microscopiques* des lésions et du pus.

52ᵉ LEÇON.

Anatomie pathologiqne de l'appareil locomoteur.

II. Lésions du système osseux (*suite*). — *Ostéo-périostite produc-
tive et exostoses.* — *Ostéomyélite suppurée ou carie.* — *Nécrose.*
— *Rachitisme.* — *Ostéomalacie.* — *Lésions parasitaires.* —
Tumeurs.

Il a déjà été question des *exostoses* à propos des tumeurs, auxquelles certains
auteurs les rattachent (V. Ostéomes); mais leur degré de fréquence chez les animaux, le cheval en particulier, l'importance qu'elles présentent en médecine vétérinaire, nécessitent une étude anatomo-pathologique plus complète. Leur pathogénie, définitivement élucidée par les travaux de M. le professeur Barrier sur le
surmenage locomoteur, leurs conséquences, immédiates ou prochaines, ne peuvent
être passées sous silence. Les exostoses compromettent en effet le jeu articulaire,
le rendent anormal, le réduisent parfois à néant, lorsqu'elles s'accompagnent d'une
ankylose périphérique, partielle ou complète. Il en résulte bientôt des lésions
variables des différentes pièces articulaires, des extrémités épiphysaires en particulier (altération engrenante des surfaces); ces lésions, simplement énumérées
dans la présente leçon, seront ultérieurement l'objet d'une étude plus approfondie
(V. 52ᵉ leçon).

La *carie* ou ostéomyélite suppurée et la *nécrose* osseuse sont deux altérations
également très communes. Leurs caractères macroscopiques et microscopiques,
aussi bien que leur pathogénie, ne doivent pas être ignorés du vétérinaire. C'est
à l'anatomo-pathologiste qu'il appartient de les faire connaître.

Quant au *rachitisme*, il a été l'objet d'une étude très approfondie de la part de
MM. Renaut et Colrat, et l'on peut dire que ces auteurs en ont définitivement fixé
la formule histologique, en réalité beaucoup moins complexe qu'on ne le supposait
avant leurs recherches.

L'histologie pathologique de l'*ostéomalacie* est loin d'être aussi bien déterminée;
aussi sera-t-on plus bref à son sujet.

1. Ostéopériostite productive et exostoses :

Définition des exostoses. — Caractères macroscopiques et microscopiques. — Division en exostoses épiphysaires, exostoses parenchymateuses, énostoses, exostoses ostéogéniques. — Division en éburnées, compactes, spongieuses. — Nomenclature des exostoses épiphysaires chez le cheval. — Lésions de complication des exostoses. — Pathogénie.

2. Ostéomyélite suppurée. — Carie :

Signification différente du mot *carie* en médecine humaine et en médecine vétérinaire. — Siège de prédilection chez le cheval (troisième phalange, apophyses épineuses du garrot, etc. — Caractères macroscopiques et microscopiques. — Agents spécifiques : microbes pyogènes.

3. Nécrose osseuse. — Séquestre :

Définition de la nécrose. — Conditions de sa production. — *Pathogénie :*

    a. Destruction directe de l'os (traumatismes);

    b. Intoxication directe (empoisonnement) ou indirecte (processus infectieux);

    c. Arrêt de la circulation : ligature, thrombose, embolie.

Caractères macroscopiques et microscopiques généraux de la nécrose.

SÉQUESTRE :

    1° *Formation et caractères :* Couleur, forme, volume et étendue, siège (séquestres exposés, séquestres invaginés).

    2° *Résorption du séquestre :* Nécessité d'un processus aseptique; mécanisme.

    3° *Élimination du séquestre :* Délimitation par la suppuration; difficultés de l'élimination.

4. Rachitisme :

    a. Définition;

    b. Espèces atteintes;

c. Lésions :

1° *Caractères macroscopiques.* — Déformations osseuses : Gonflement (nouures); incurvations (cyphose, lordose, scoliose). — *Particularités des os longs vus en coupe :* Zones spongoïde et chondroïde; zone ostéoïde sous-périostique; oblitération médullaire.

2° *Caractères histologiques.* — Recherches de Renaut et Colrat : Étude de l'ossification rachitique cartilagineuse, périostique et médullaire. En dégager la formule histologique du rachitisme : persistance des seuls phénomènes de *préossification;* arrêt de la formation de l'os vasculaire ou havérien.

5. **Ostéoporose sénile :**

Désassimilation exagérée; résorption osseuse, fragilité en **résultant.** — Caractères macroscopiques et microscopiques.

6. **Ostéomalacie :**

    a. Définition et généralités.

    b. Espèces atteintes.

    c. Caractères macroscopiques : Congestion hémorragique; **résorption** osseuse; translucidité; mollesse.

    d. Composition chimique des os.

    e. Caractères histologiques : Ostéite raréfiante excentrique.

    f. Pathogénie; recherches de Cantiget.

7. **Lésions parasitaires des os.**

8. **Tumeurs des os.** Généralités.

53ᵉ LEÇON.

Anatomie pathologique de l'appareil locomoteur.

III. Lésions des articulations : *Entorses, luxations.* — *Lésions inflammatoires, amicrobiennes et microbiennes.* — *Corps étrangers.* — *Tumeurs.*

La question des arthrites est très importante en médecine vétérinaire. Celle en particulier des *arthrites sèches, déformantes et ankylosantes,* si communes en même temps que si graves chez le cheval, a été l'objet, dans ces dernières années, de travaux importants; elle doit être envisagée sous un nouveau jour depuis la communication si complète et si précise de M. le professeur Barrier sur l'*éparvin.* On lui accordera dans cette leçon une plus large place peut-être qu'aux *arthrites microbiennes,* sur lesquelles la lumière est loin d'être faite et qui réclament de nouvelles recherches anatomo-pathologiques.

Les *corps étrangers* des articulations dont l'étude présente un certain intérêt et dont la pathogénie est à peu près totalement élucidée, feront aussi l'objet d'un paragraphe distinct.

1. **Préambule d'anatomie et d'histologie normales :**

Épiphyses osseuses; — cartilage d'encroûtement; — synoviales; ligaments.

2. **Entorses et luxations :**

Variabilité des lésions; généralités sur leurs caractères anatomiques.

3. **Lésions inflammatoires amicrobiennes :**

A. *Hydarthroses.* — Définition. — Pathogénie. — Siège et nomenclature. — *Caractères macroscopiques*: Lésions récentes et anciennes; état de la synoviale et des tissus périsynoviaux. — Liquide épanché. — *Lésions histologiques* des hydarthroses.

B. *Arthrites sèches ou déformantes; arthrites chroniques ankylosantes* (type éparvin) :

  a. Définition. — Siège. — Caractères généraux.

  b. Lésions de l'appareil desmeux, des surfaces articulaires, des synoviales, du périoste.

  c. Ankylose. — Caractères macroscopiques et microscopiques; ankyloses périphériques et ankyloses centrales. — Lésions consécutives à l'ankylose.

  d. Pathogénie des arthrites ankylosantes. — Étude du rôle de la locomotion et des efforts mécaniques excessifs.

4. **Lésions inflammatoires microbiennes :**

  A. Plaies articulaires et arthrites traumatiques.

  B. Arthrites infectieuses. — Généralités. — Affections qui s'accompagnent de localisations articulaires.

  Étude de quelques variétés d'arthrite infectieuse :

  a. Arthrite rhumatismale.

  b. Arthrite tuberculeuse. (Insister sur cette variété.) — Tumeurs blanches et fongosités. — Tuberculose articulaire des oiseaux.

  c. Arthrite pyohémique des nouveau-nés (polyarthrite suppurative).

  d. Arthrite des vaches laitières.

5. **Corps étrangers des articulations :**

  Corps étrangers d'origine articulaire ou arthrophites.

  A. *Généralités.* — Fréquence (recherches de Goubaux). — Nombre; volume; — forme. — Lésions articulaires concomitantes.

B. *Pathogénie et description :*

1° *Corps étrangers non organisés :*

Grains riziformes des arthrites chroniques.

2° *Corps étrangers organisés :*

a. *Adipeux ;* libres; pédiculés.

b. *Osseux* (arthrite sèche; — *ostéophytes*).

c. *Ostéo-cartilagineux :* a. d'origine traumatique (fractures parcellaires); — b. secondaires (végétations épiphysaires. Théories diverses).

6. **Tumeurs articulaires et lésions parasitaires;** généralités.

54ᵉ LEÇON.

Anatomie pathologique de l'appareil locomoteur.

IV. — Lésions des muscles. — *Anatomie pathologique générale.* — *Lésions traumatiques, inflammatoires et parasitaires.* — *Tumeurs.*

On insistera, dans cette leçon, sur l'anatomie pathologique générale, en particulier sur les *lésions inflammatoires et dégénératives* qui peuvent frapper la fibre contractile. La situation des *cylindres de Leydig* au sein de l'atmosphère protoplasmique qui constitue leur milieu trophique, suivant l'heureuse expression de M. le professeur Renaut, est, sans contredit, la notion primordiale la plus importante à connaître. Dès que ce protoplasma, en effet, se trouve infiltré des produits toxiques qui baignent parfois le tissu conjonctif ambiant, la dégénérescence de la substance contractile et de la cellule tout entière survient; dès qu'elle est touchée par l'inflammation, la cellule musculaire striée ou lisse devient, malgré son état de différenciation, le siège d'une hyperplasie nucléaire qui s'accompagne du morcellement et de la résorption de la myosine; elle se transforme en myoblaste, cellule musculaire embryonnaire.

On examinera également les caractères anatomo-pathologiques des différentes variétés de myosite et les très importantes lésions parasitaires : Cysticercose, trichinose, psorospermose.

1. **Préambule d'histologie normale.**

2. **Anatomie pathologique générale.**

Nutrition du muscle. — Importance du protoplasma intercontractile en tant que milieu trophique. — Étude de son rôle dans la *myosite parenchymateuse* (morcellement et résorption de la substance contractile; transformation de la cellule musculaire en myoblaste). — *Dégénérescences* résultant d'une altération primitive du protoplasma intercon-

11

tractile: tuméfaction trouble; dégénérescence graisseuse (actions pathogènes d'ordre anoxémique); dégénérescence pigmentaire. — *Dégénérescences* résultant de la coagulation de la myosine (maladies fébriles à haute température): dégénérescence fibreuse ou cireuse de Zenker.

Surcharge graisseuse (ralentissement de la nutrition).

Adipose. — Évolution adipeuse des cellules conjonctives inter-fasciculaires.

Atrophie et hypertrophie fonctionnelles. — Atrophie liée aux scléroses. — Hyperplasie musculaire; son déterminisme (?).

3. Lésions traumatiques des muscles : *Généralités.*

Contusions. — Ruptures. — Hernies. — Luxations.

4. Lésions inflammatoires. — Myosites.

Étude anatomo-pathologique des variétés suivantes : Myosites primitive; suppurative ou phlegmoneuse; scléreuse; ossifiante (oreillettes); infectieuses (rhumatismale, tuberculeuse, hémoglobinurique, etc.).

Lésions musculaires du charbon emphysémateux : Caractères macroscopiques, microscopiques, bactériologiques.

Lésions musculaires de la pneumo-entérite septique des veaux (Galtier). — Généralités.

5. Amyotrophies.

6. Lésions parasitaires.

Parasites du tissu musculaire.

Étude particulière des altérations de la cysticercose, de la trichinose et de la psorospermose.

A. CYSTICERCOSE. — Cysticercus cellulosæ et tænia solium; cysticercus bovis et tænia inermis. — Formation du cysticerque vésiculaire dans le tissu conjonctif interstitiel. — Siège. — Dégénérescence graisseuse et calcification. — Lésions concomitantes de la cysticercose.

B. Trichinose. — Trichine intestinale, sexuée, et trichine musculaire asexuée :

1° *Période de formation* des embryons dans l'intestin ;

2° *Période d'émigration;*

3° *Période d'enkystement dans les muscles :* Kystes intra-musculaires et inter-fasciculaires. — Structure des kystes, enveloppe et contenu ;

4° *Période de calcification* des kystes.

C. Psorospermose. — Tubes de Miescher ou utricules psorospermiques, sarcosporidies. — Siège et caractères. — Lésions de myosite interstitielle chronique (Laulanié).

7. Tumeurs des muscles.

Généralités. — Développement et propagation des tumeurs dans le tissu conjonctif devenu embryonnaire. — Lésions des fibres musculaires liées au développement des tumeurs : atrophie, dégénérescence graisseuse.

Principales variétés de tumeurs rencontrées dans les muscles.

_____

55ᵉ LEÇON.

Anatomie pathologique de l'appareil locomoteur.

V. — Lésions des tendons, aponévroses et synoviales tendineuses. — *A. Tendons : Anatomie pathologique générale. — Lésions traumatiques, inflammatoires et parasitaires. — B. Aponévroses. — C. Synoviales : Lésions traumatiques; lésions inflammatoires aiguës et chroniques, amicrobiennes et microbiennes.*

Avec les altérations des *tendons* et des *synoviales tendineuses* se termine l'étude anatomo-pathologique de l'appareil locomoteur. Cette dernière leçon, ainsi qu'on en jugera par un coup d'œil jeté sur le sommaire, ne le cède pas en importance à celles qui la précèdent. Les tendons et les synoviales qui leur sont annexées, sous l'action d'un surmenage locomoteur le plus souvent lié aux conditions économiques de l'utilisation du cheval, deviennent en effet le siège de *lésions aiguës* ou *chroniques* plus ou moins graves. Leur connaissance à la fois théorique et pratique — sans laquelle il n'est pas de thérapeutique rationnelle — est du plus grand intérêt pour le vétérinaire, journellement consulté à leur sujet. La question des synovites métastatiques ou infectieuses n'est pas non plus négligeable au point de vue anatomo-pathologique, seulement on peut dire, comme pour les arthrites de même ordre, qu'elle reste encore enveloppée d'une certaine obscurité.

A. Lésions des tendons.

1. Préambule d'histologie normale.

2. Anatomie pathologique générale. — Nutrition du tendon. — Mode de réaction des cellules tendineuses. — Fonte colloïde de la substance fondamentale. — Nécrose tendineuse. — Lésions dégénératives des tendons.

3. Lésions traumatiques, inflammatoires et parasitaires.

    a. Contusions, plaies, piqûres. — Lésions du clou de rue pénétrant et du javart tendineux (ténosite suppurée).

b. Ruptures partielles ou totales. — Tendons fléchisseurs des phalanges et ligament suspenseur du boulet (nerf-férure) : Pathogénie. — Lésions.

c. Rétractions tendineuses.

d. Helminthiase tendineuse.

B. Lésions des aponévroses.

C. Lésions des synoviales tendineuses.

1° Préambule d'anatomie et histologie normales.

2. Lésions traumatiques : Plaies pénétrantes, synovites traumatiques.

3° Lésions inflammatoires.

    a. Synovite aiguë close : 1. *Amicrobienne.* — Pathogénie (prendre comme type la synovite grande sésamoïdienne). Lésions. — 2. *Infectieuse.* — Généralités. Pathogénie. — Lésions de la synovite purulente.

    b. Synovites chroniques et hydropisies synoviales. — Pathogénie. — *Caractères macroscopiques :* Tissu fibro-lardacé périsynovial. — Calcification et ossification. — Caractères de la synoviale. — Lésions tendineuses consécutives (atrophie régressive de Barrier et Petit).

D. Lésions des bourses séreuses.

Anatomie pathologique des hygromas aigus et chroniques.

56ᵉ LEÇON.

Anatomie pathologique de l'appareil lymphathique.

I. Lésions des vaisseaux lymphatiques : *Généralités sur les lym-phangites. — Lymphangites spécifiques chroniques: farcineuses et pseudo-farcineuses, épizootique, tuberculeuses et cancéreuses.*

L'étude des lésions du système lymphatique sera faite en deux leçons, la pre-mière consacrée aux vaisseaux et la seconde aux ganglions. Ces deux leçons se trouvent justifiées par la grande importance des lymphangites et des adénites en pathologie vétérinaire.

Le sommaire de la présente leçon paraîtrait peut-être un peu bref si l'on ne disait ici que les lymphangites aiguës et chroniques (farcineuse et pseudo-farcineuse, épizootique, tuberculeuse et cancéreuse) seront l'objet d'une étude anatomo-patho-logique aussi précise qu'on peut la faire en l'état actuel de la science.

1. Préambule d'histologie normale :

Capillaires et troncs lymphatiques. — Considérations anatomo-physiologiques sur la disposition et le rôle des vaisseaux lympha-tiques. — Généralités sur les lymphangites.

2. Lymphangites aiguës :

a. Lymphangites viscérales. — Importance dans la diffusion des germes pathogènes.

b. Lymphangites suppurées. — Pathogénie : inoculation; progres-sion des germes pathogènes. — Lésions des canaux lympha-tiques. — Adénites suppuratives (V. 57ᵉ leçon).

3. Lymphangites spécifiques chroniques.

A. *Lymphangite farcineuse. — Lésions du farcin :*

a. Bouton farcineux et ulcère farcineux.

b. Cordes farcineuses. — Lymphangites réticulaires.

c. Adénites farcineuses (V. 57ᵉ leçon).

B. Lymphangites pseudo-farcineuses.

Lymphangite pseudo-farcineuse de Nocard.

Caractères anatomiques et bactériologiques. — Diagnostic expérimental.

Lymphangite épizootique (farcin d'Afrique). — Anatomie pathologique. — Bactériologie. — Diagnostic.

C. **Autres lymphangites spécifiques** : Lymphangite tuberculeuse ; lymphangite cancéreuse, etc.

57ᵉ LEÇON.

Anatomie pathologique de l'appareil lymphatique.

II. Lésions des ganglions lymphatiques : *Surcharges.*
Hypertrophie. — Adénites.

1. Préambule d'histologie normale et d'anatomie pathologique générale.

Structure des ganglions. — Généralités sur la circulation lymphatique dans les ganglions. — Rôle de filtres joué par ces ganglions. — Considérations générales sur la pathogénie des lésions secondaires dont ils sont le siège.

2. Surcharges ganglionnaires.

a. Surcharge pigmentaire : Anthracosis des ganglions bronchiques. — Nature et rôle des «cellules à poussières» du poumon. — Mécanisme de l'infiltration pigmentaire. — *Surcharge pigmentaire d'origine hématique* : Transport dans les ganglions des détritus pigmentaires des foyers hémorragiques. — Rôle des globules blancs.

b. Surcharge calcaire. — Nature secondaire du processus. — Tuberculose ganglionnaire des ruminants.

c. Hypertrophie. — Lésions de la leucocythémie.

3. Lésions inflammatoires. — Adénites.

Adénites et périadénites. — Caractères macroscopiques et microscopiques généraux. — Pathogénie.

A. **Adénites aiguës** : Engorgement aigu (succulence); — congestion hémorragique; — foyers nécrosiques, etc.

Adénites suppuratives ou phlegmoneuses (Gourme, etc.). — Caractères macroscopiques et microscopiques.

B. **Adénites chroniques.** — Étude de quelques variétés :

 a. *Adénopathies tuberculeuses*, dans les différentes espèces. — Caractères macroscopiques et microscopiques.

 b. *Adénopathies morveuses* : Caractères macroscopiques et microscopiques de la « glande de morve ».

 c. *Adénopathies cancéreuses.* — Pathogénie. — Rôle dans la généralisation des tumeurs.

———————

58ᵉ LEÇON.

Anatomie pathologique de l'appareil circulatoire sanguin.

———

I. Lésions du cœur : *Dilatation.* — *Hypertrophie.* — *Myocardites aiguës et chroniques; lésions parenchymateuses et interstitielles.* — *Tumeurs du myocarde.*

La *dilatation*, l'*hypertrophie*, la *rupture du cœur* ne sont pas absolument rares chez nos animaux domestiques, ainsi qu'en témoigne la littérature vétérinaire, et tout porte à penser que les altérations microscopiques qui les accompagnent sont les mêmes chez ceux-ci que chez l'homme, où elles ont été l'objet d'une étude attentive.

La *myocardite aiguë* constitue très fréquemment un épiphénomène des maladies infectieuses et, bien qu'elle n'ait pas été, en vétérinaire, l'objet de recherches très approfondies, ses caractères anatomiques peuvent être considérés comme établis dans leurs grandes lignes.

Ce sont surtout les *myocardites chroniques* qui, au point de vue de leur pathogénie, restent obscures chez les animaux. Cependant la sclérose cardiaque accompagnée d'atrophie parenchymateuse est d'observation pour ainsi dire journalière chez les vieux sujets sacrifiés pour les exercices pratiques. Encore ici, par conséquent, les caractères anatomo-pathologiques sont connus et peuvent être l'objet d'une description précise.

———

1. Préambule : Le cœur normal.

Muscle cardiaque et squelette fibreux. — Valvules et endocarde. — Péricarde. — Volume et poids moyens du cœur.

2. Dilatation du cœur.

Dilatations partielles. — Dilatations totales. — Fréquence de la dilatation du cœur droit. — Pathogénie des dilatations.

Caractères macroscopiques du cœur dilaté : Situation ; forme ; direction ; volume ; capacité et poids. — Minceur des parois et flaccidité.

Caractères microscopiques. — Dilatation atrophique. — Désintégration cimentaire de Renaut. — Atrophie granuleuse.

3. Hypertrophie du cœur.

Augmentation du poids et du volume non nécessairement liée à l'hypertrophie (stéatose ; tumeurs ; tubercules, etc.).

Caractères macroscopiques.

Caractères microscopiques. — Hypertrophie, et non hyperplasie numérique. — Hypernutrition révélée par l'augmentation de dimensions des éléments cardiaques.

Pathogénie de l'hypertrophie cardiaque. — Obstacle circulatoire à vaincre. (Altérations chroniques de l'appareil respiratoire et hypertrophie du cœur droit. L'athéromasie artérielle de l'homme et l'hypertrophie du cœur gauche.) — Autres affections s'accompagnant d'hypertrophie cardiaque.

4. Lésions inflammatoires du myocarde. — Myocardites.

A. **Myocardites aiguës.** — *Caractères macroscopiques.* — Le « cœur infectieux », ses particularités : couleur ; consistance, etc.

Caractères microscopiques.

    a. Lésions de la cellule musculaire ou lésions parenchymateuses : Désintégration cimentaire de Renaut ; — tuméfaction trouble ; — nécrose aiguë à blocs hyalins ; — dégénérescences vitreuse, granuleuse, granulo-graisseuse. — Lésions aiguës des noyaux : hypertrophie, prolifération.

    b. Lésions interstitielles : Hyperdiapédèse ; — œdème ; — îlots apoplectiques ; — abcès miliaires ; — microbes.

B. **Myocardites chroniques.** — État de la question en vétérinaire.

    1° Lésions parenchymateuses, atrophiques ou dégénératives ;

    2° Lésions interstitielles du cœur ; étude générale.

a. OEdème cardiaque. — Richesse lymphatique du myocarde (Ranvier). — Caractères des stases lymphatiques interstitielles accompagnant les affections du cœur.

b. Hémorragies. — *Rupture du cœur.* — Les ecchymoses ou îlots apoplectiques des maladies infectieuses. — *Infarctus cardiaque* par thrombose de la coronaire; apoplexie interstitielle; lésions dégénératives; rupture par dilacération des parois. — *Caractères macroscopiques de la rupture :* Dimensions; forme; siège; trajet.

c. Adipose interstitielle. — Couche graisseuse normale sous-épicardique; graisse des sillons; infiltration graisseuse normale du myocarde. — Surcharge graisseuse interstitielle de l'homme (alcoolisme). — Impotence fonctionnelle résultant de la surcharge. — Pathogénie : la stase lymphatique dans ses rapports avec l'accumulation graisseuse interstitielle.

d. Scléroses cardiaques. — Disposition normale du squelette conjonctivo-élastique du cœur.

Caractères macroscopiques des plaques scléreuses.

Caractères microscopiques : Hypertrophie fibreuse et atrophie musculaire; variétés de scléroses (dure, molle, élastique, ossifiante).

Pathogénie. — Actions toxiques prolongées sur la gangue conjonctive (Letulle).

e. Anévrismes partiels du cœur.

59ᵉ LEÇON.

Anatomie pathologique de l'appareil circulatoire sanguin.

II. Lésions des séreuses cardiaques. — Péricarde. — Endocarde : 1° *Hémorragies et Hydropisies du péricarde.* — *Péricardites sérofibrineuse,* — *purulente,* — *tuberculeuse.* — 2° *Endocardites aiguës et chroniques.* — *Altérations valvulaires définitives.* — *Caillots cardiaques.* — *Lésions parasitaires et tumeurs de l'endocarde.*

1. Lésions du péricarde.

A. Hémorragie et hydropisie :

Ecchymoses péricardiques. — Hémorragies proprement dites par rupture cardiaque.

Hydropisie : Sérosité péricardique normale. — Hydropisie vraie.

B. Lésions inflammatoires : Péricardites.

Division des péricardites : Péricardites aiguës, subaiguës, chroniques. — Péricardite fibrineuse, — Péricardite purulente métastatique ou traumatique.

a. Péricardite fibrineuse : Caractères macroscopiques et microscopiques généraux. — Exsudation et fausses-membranes. — Organisation de l'exsudat ; symphyses péricardiques.

b. Péricardite purulente : Péricardites suppurées métastatiques. — Péricardite traumatique du bœuf.

c. Péricardite tuberculeuse. — Généralités.

2. Lésions de l'endocarde.

Généralités. — Localisation du processus inflammatoire au niveau des valvules ; rareté des lésions pariétales. — Régions valvulaires frappées de préférence. — Points de contact et pénétration des germes dans l'endothélium. *Caractères macroscopiques généraux des lésions endocardiques* : Érosions ; saillies ; caillots adhérents , opacité ; etc.

1° ENDOCARDITES AIGUËS :

   a. Endocardites exsudative ou fibrineuse : Caractères macroscopiques et microscopiques. — Organisation des fausses-membranes fibrineuses ; dangers de cet état organopathique : embolies fibrineuses. — Lésions valvulaires persistantes succédant à l'endocardite aiguë ; restauration non intégrale des valvules.

   b. Endocardites ulcéreuses. Lésions destructives pariétales et valvulaires. — Pathogénie et caractères.

2° ENDOCARDITES CHRONIQUES :

Caractères des lésions valvulaires chroniques ; fréquence de l'infiltration athéromateuse ou calcaire ; anévrismes valvulaires. — Rétrécissements. — Insuffisances.

Lésions valvulaires droites et gauches.

Caillots sanguins du cœur. — Caillots de l'asphyxie agonique (ventricule droit). — Caillots formés pendant la vie. — Mode de constitution ; caractères ; organisation pouvant aller jusqu'à l'ossification vraie (Cadiot et Petit).

60ᵉ LEÇON.

Anatomie pathologique de l'appareil circulatoire sanguin.

III. Lésions des artères. — *Artérites aiguës, chroniques, infectieuses.* — *Lésions consécutives aux artérites : Oblitération, rupture, anévrisme.* — *Lésions dégénératives et parasitaires.*

Les lésions artérielles sont, chez les animaux, moins communes que chez l'homme, c'est incontestable; mais il faut reconnaître que, si elles semblent peu fréquentes, c'est surtout parce que, jusqu'à présent, on n'a pas cru utile ou on ne s'est pas donné la peine de les rechercher systématiquement chez les sujets qui succombent aux maladies les plus diverses. Ce qu'on sait des artérites aiguës, chroniques, infectieuses, et des complications (oblitération, rupture, anévrisme, etc.) qui en résultent souvent ou peuvent en résulter, suffira néanmoins pour constituer la matière d'une importante leçon.

---

1. **Préambule d'histologie normale.**

2. **Artérites aiguës.**

   a. *Caractères macroscopiques.* — Plaques gélatiniformes de l'endartère ; tuméfactions inflammatoires.

   b. *Caractères microscopiques.* — Par quoi se traduit l'inflammation de l'endartère : prolifération cellulaire ; immigration leucocytique ; thrombose vasculaire (V. Anatomie pathologique générale : *Thrombose*).

   Altérations consécutives : Artérites chroniques ; athérome ; artério-sclérose, anévrismes artériels.

   c. *Variétés histologiques : Artérite végétante* (aorte). — Analogie avec l'endocardite : exsudat fibrineux ; embolies. — *Thrombo-*

artérite : Embolus fibrineux ; irritation vasculaire consécutive ; organisation conjonctivo-vasculaire de l'embolus. — *Artérite térébrante* (non ulcéreuse) ; sa formation de la profondeur vers la surface (Brault) ; anévrisme en résultant. Son existence douteuse chez les animaux.

3. Artérites chroniques.

Synonymie : Aorte et gros troncs : *athérome ;* fines artères et artérioles : *artério-sclérose.*

Caractères macroscopiques généraux. — *Plaques de l'endartère* : Dimensions, aspect, consistance, coloration. — *Déformations anévrismales.*

Caractères microscopiques. — Lésions inflammatoires de l'endartère ; dégénérescence graisseuse ; infiltration calcaire. — Bouillie et abcès athéromateux ; embolies athéromateuses ; anévrismes. — Lésions de la tunique moyenne et de la tunique externe. — Rareté des lésions athéromateuses *vraies* chez les animaux (Nocard).

4. Artérites infectieuses.

Mécanisme de l'ulcération vasculaire (morve, tuberculose, cancer) ; embolies infectieuses ou cancéreuses.

5. Pathogénie des artérites en général.

1re *théorie* : Dégénérescence graisseuse primitive de l'endartère.

2e *théorie* : Obstruction primitive des *vasa vasorum.*

3e *théorie* (rationnelle) : Néoformation conjonctive primitive par suite d'irritations locales (infection microbienne). Nutrition de l'endartère par imbibition (Brault) ; transformation athéromateuse et calcaire des couches profondes.

Relations des artérites et des scléroses.

6. Lésions consécutives aux artérites.

A. *Oblitérations vasculaires :*

a. Oblitération expérimentale par ligature.

b. Oblitération consécutive à une plaie artérielle.

c. Oblitération par endartérite et thrombose.

d. Oblitération par *embolie et infarctus.* — Thrombose, embolie, infarctus (V. Anatomie pathologique générale).

B. *Rupture* :

a. Par ulcération vasculaire :

α. De la périphérie au centre (tuberculose, cancer, morve);

β. De l'endartère vers la péri-artère (Athérome; — évolution des foyers athéromateux).

C. *Anévrismes :*

Mode de formation des ectasies anévrismales ; ce que deviennent les trois tuniques. — Anévrismes sacciformes, fusiformes, cupuliformes. — Modifications destructives des parties voisines résultant de l'extension des anévrismes.

Anévrismes vermineux.

Caractères macroscopiques et microscopiques.

7. **Lésions dégénératives non athéromateuses.**

Dégénérescence amyloïde des petites artères. — Organes dans lesquels on la constate le plus ordinairement. — Caractères macroscopiques et microscopiques. — Pathogénie.

Autres dégénérescences.

61ᴱ LEÇON.

Anatomie pathologique de l'appareil circulatoire sanguin.

IV. LÉSIONS DES CAPILLAIRES. — LÉSIONS DES VEINES : *Thromboses et phlébites.* — LÉSIONS DU SANG : *Coagulation ; leucocythémie ; anémie ; parasites.*

1. Lésions des vaisseaux capillaires.

> *a. Préambule d'histologie normale.*
>
> *b. Lésions inflammatoires :* Retour à l'état embryonnaire ; mécanisme de la prolifération vasculaire (bourgeons charnus ; néo-membranes). — Dilatation et rupture des capillaires.
>
> *c. Lésions de nutrition.* — 1. *Dégénérescence graisseuse* (infarctus ; inflammations chroniques). — 2. *Dégénérescence calcaire.* — 3. *Dégénérescence amyloïde* (foie, rein).

2. Lésions des veines (V. 37ᵉ leçon).

> *a. Préambule d'histologie normale.*
>
> *b. Thrombose.* — 1. *Thrombose expérimentale* (ligature) : Mécanisme de formation du caillot ; organisation ; fonte granuleuse. — 2. *Altérations des veines au sein des foyers inflammatoires :* Inflammation progressive des tuniques veineuses de la périphérie vers le centre. — Thrombus. — Son infection secondaire et son ramollissement ; embolies.
>
> CONDITIONS DE LA THROMBOSE VEINEUSE.
>
> 1° *Ralentissement ou arrêt circulatoire :* Arrêt définitif ; caillots *post mortem* des grosses veines. — Caillots formés pendant la vie (gêne circulatoire par compression, obstacles, etc.).

2° *Altérations de la tunique interne* : Mécanisme de la coagulation (V. Anat. path. gén.).

c. *Lésions inflammatoires : Phlébites.* — [Prendre comme exemple la phlébite de la jugulaire.] — *Phlébite adhésive, suppurative, hémorragique;* caractères généraux macroscopiques et microscopiques. — *Phlébites spécifiques* (tuberculeuse, etc.) *et cancéreuses* : Rôle des veines dans la généralisation des tumeurs.

d. *Dilatations variqueuses des veines* : Généralités.

3. Lésions du sang.

a. *Préambule d'histologie normale.*

b. *La mort du sang* (V. Cours d'histologie) : 1. Mort des globules rouges; — 2. Mort du plasma; coagulation.

c. *Leucocythémie.* — La leucocythémie, cancer propre du sang (Bard). — Proportions relatives des éléments figurés du sang; caractères des leucocytes. — Lésions viscérales concomitantes : diathèse lymphogène. Pathogénie : opinions diverses.

d. *Anémie.* — Lésions de l'anémie. — Anémie expérimentale; expériences de Renaut.

e. *Lésions parasitaires.*

1° *Parasites animaux :*
Filaires; *filaria immitis* du chien : Lésions du cœur et des vaisseaux.

Hématozoaires.

Sclérostomes.

Strongles (Laulanié).

2° *Parasites microbiens.* — Généralités.

62ᵉ LEÇON.

Anatomie pathologique de l'appareil digestif.

I. ANATOMIE PATHOLOGIQUE GÉNÉRALE DES MUQUEUSES DIGESTIVES :
*Inflammations catarrhales ; pseudo-membraneuses ; ulcéreuses. —
Lésions des épithéliums de revêtement, des tissus sous-épithéliaux
et des glandes.*

A propos de l'anatomie pathologique générale des membranes muqueuses,
introduction nécessaire à l'étude des lésions de l'appareil digestif, on rappellera
les notions antérieurement acquises sur le rôle des épithéliums dans l'inflammation (V. 43ᵉ leçon) : leurs faibles aptitudes réactionnelles, les dégénérescences
ou nécroses aiguës qui les frappent, les relations variables qui existent entre leurs
altérations et celles de la gangue conjonctive sur laquelle ils reposent et aux
dépens de laquelle, peut-on dire avec M. Letulle, ils vivent en parasites.

---

1. Préambule d'histologie normale.

Organisation générale d'une muqueuse. — Muqueuses du type
malpighien et du type cylindrique : Épithélium, chorion, glandes.

2. Anatomie pathologique générale.

*Inflammation expérimentale des muqueuses. — Caractères macrosco-
piques généraux des muqueuses enflammées :* Rougeur, tuméfaction, sécrétion muco-purulente, exsudat fibrineux, etc. — *Altérations cadavériques des muqueuses.*

Étude des principales variétés d'inflammation :

A. INFLAMMATIONS CATARRHALES AIGUËS.

Définition. — Pathogénie : Irritation mécanique, chimique, toxique, microbienne. — Généralités sur les microbes saprogènes existant à la surface des muqueuses. — Leur transformation en pathogènes sous l'influence des causes occasionnelles.

1° *Muqueuse du type malpighien.*

a. *Lésions des couches épithéliales :* Prolifération épithéliale hâtive ; absence de ciment ; infiltration leucocytique liée à l'état congestif des vaisseaux du chorion. — Mécanisme des exulcérations superficielles. — Exsudats pultacés. — Homologie entre l'épithélium malpighien et l'épiderme ; mode de formation des vésicules et des pustules.

b. *Lésions du chorion et des glandes.* — État hypérémique du chorion ; infiltration œdémateuse et leucocytique. — Hyperplasie. — Infiltration identique des glandes ; état prolifératif de leurs cellules épithéliales. — Hypersécrétion glandulaire et exsudat muco-purulent.

2° *Muqueuse du type cylindrique.* — Examen des lésions épithéliales (prolifération, dégénérescence muqueuse, desquamations, etc.), et des lésions du chorion et des glandes, comme il vient d'être procédé à propos de la muqueuse du type malpighien.

Exemples d'inflammations catarrhales aiguës.

B. INFLAMMATIONS CATARRHALES CHRONIQUES.

Définition. — Pathogénie (généralités).

1° *Muqueuses du type malpighien.*

2° *Muqueuses du type cylindrique.*

Caractères de la chronicité : État de l'épithélium, du chorion et des glandes ; état des vaisseaux.

Exemples d'inflammations catarrhales chroniques.

C. *Inflammations pseudo-membraneuses.*

Définition. — Exsudat fibrineux.

Mode de production et structure des fausses-membranes.

Exemples d'inflammations pseudo-membraneuses.

D. *Inflammations ulcéreuses.*

Définition. — Fréquence. — Mode de production des ulcérations sur les muqueuses des types malpighien et cylindrique.

Exemples d'inflammations ulcéreuses.

———

63ᵉ LEÇON.

Anatomie pathologique de l'appareil digestif.

II. Lésions de la bouche : *Muqueuse buccale.* — *Langue.* — *Dents.* — Lésions des glandes salivaires.

1. **Lésions de la muqueuse buccale.**

A. Stomatites.

Division des stomatites (catarrhale, ulcéreuse, aphteuse, diphtéritique et pultacée).

  a. Stomatite catarrhale. — Caractères macroscopiques et microscopiques généraux. — Pathogénie.

  b. Stomatites ulcéreuses. — *Pathogénie :* Intoxication (stomatites toxiques). — Localisations microbiennes. Fréquence chez le chien (gingivite microbienne). — Caractères macroscopiques. — Lésions de complication (fistule bucconasale ; rhinite purulente ; carie, nécrose des maxillaires). — *Ulcère labial du chat* (Cadiot, Gilbert et Roger). — *Stomatite gangréneuse des veaux.*

  c. Stomatite aphteuse. — Définition de l'aphte ; son évolution, depuis la phase ecchymotique primordiale jusqu'à la complète formation et la disparition de la phlyctène.

  d. Stomatite diphtéritique (diphtérie aviaire). — Caractères macroscopiques et microscopiques des fausses-membranes. — Stomatite « diphtéritique » du veau.

  e. Stomatite pultacée du muguet. — Espèces atteintes. — Caractères macroscopiques et microscopiques des taches de muguet. — Pathogénie (*oïdium albicans*).

B. *Tumeurs de la muqueuse buccale.* — Généralités.

Papillomes. — Épithéliomes ou cancroïdes, etc. — Kystes salivaires.

2. Lésions de la langue.

A. GLOSSITES. — Division en « franches » et « spécifiques ».

    a. Glossites franches :

        α. *glossites superficielles ;*

        β. *glossites profondes, parenchymateuses ou interstitielles ;*

        γ. *glossites scléreuses* (« langues de bois » non actinomycosiques); leurs différentes formes.

    b. glossites spécifiques (actinomycose, tuberculose, fièvre aphteuse).
        α. *glossite actinomycosique* du bœuf.
        β. *glossite tuberculeuse* (Nocard, Moussu).

B. *Tumeurs.* — Tumeurs ladriques. — Kystes. — Grenouillette. — Généralités.

3. Lésions des dents et des mâchoires.

A. *Carie dentaire.*

B. *Tartre :* Composition chimique ; mode de production (Galippe).

C. *Périostite alvéolaire ou périodontite.*

D. *Fistules dentaires.*

E. *Tumeurs :* Odontomes et pseudo-odontomes.

F. *Lésions des mâchoires :* Actinomycose (V. lésions des os). — Tumeurs.

4. Lésions des glandes salivaires.

A. *Considérations générales* sur le siège, la structure et le mode d'excrétion des glandes salivaires.

B. *Atrophie expérimentale* des glandes salivaires par ligature du canal excréteur ; retour de l'épithélium à l'état indifférent.

C. *Lésions inflammatoires.* — Généralités :

    a. Parotidites : traumatique ; essentielle ; métastatique (purulente) ; actinomycosique. — *Caractères macroscopiques et microscopiques :* lésions parenchymateuses et interstitielles.

    b. Maxillites.

D. *Calculs salivaires.* — Siège ; volume ; nombre ; structure ; composition. — Pathogénie des calculs salivaires (recherches de Galippe). Production expérimentale de calculs.

E. *Fistules salivaires.* — Siège. — Caractères. — Mécanisme de production.

F. *Tumeurs des glandes salivaires.* — Généralités.

64ᵉ LEÇON.

Anatomie pathologique de l'appareil digestif.

III. *Lésions du pharynx, de l'œsophage et de l'estomac.*

Les lésions inflammatoires de l'estomac et de l'intestin se montrent fréquemment associées sous la forme de catarrhes gastro-intestinaux ou de gastro-entérites, très souvent d'origine *toxique*. On ne se préoccupera pas de cette association, au moins dans l'intention de faire une description d'ensemble. L'estomac présente sa structure particulière et l'intestin la sienne; les lésions de ces deux organes doivent avoir leur place distincte dans le cours d'histologie pathologique. En somme, ce qui importe surtout, c'est de fixer le mode réactionnel particulier à chaque organe vis-à-vis des causes inflammatoires !

Chez les animaux, les gastro-entérites aiguës ou chroniques déterminées par l'ingestion de substances irritantes (gastro-entérites toxiques) sont extrêmement variées, et il est impossible de les étudier comparativement au point de vue de l'anatomie pathologique. D'ailleurs, les variantes observées dans les lésions sont le plus souvent insignifiantes.

L'enseignement pratique, sous forme de démonstrations, de conférences, véritables leçons de choses, complétera, dans la mesure des occasions qui lui seront fournies, l'enseignement théorique dans les points où celui-ci est forcé d'être bref. A l'amphithéâtre, il convient de ne pas s'attarder à la minutie des détails, de s'en tenir aux *faits importants et fondamentaux rigoureusement établis* qui doivent se fixer dans la mémoire des auditeurs.

A. Lésion du pharynx.

1° *Préambule d'anatomie et d'histologie normales.*

2° *Lésions inflammatoires.* — *Pharyngites*:

Division anatomo-pathologique des pharyngites. — Pharyngites aiguës : catarrhale, phlegmoneuse, pseudo-membraneuse, spécifique (morve, tuberculose, etc.). — Pharyngites chroniques. — *Caractères macroscopiques et microscopiques de ces différentes variétés.* — Abcès rétro et péri-pharyngiens.

3° *Corps étrangers.* — *Lésions parasitaires.* — **Tumeurs.**

4° *Paralysie. Déchirure.* — *Calculs amygdaliens.*

B. Lésions de l'œsophage.

Préambule d'histologie normale.

Plaies. — *Fistules.* — *Corps étrangers.* — *Rétrécissement.* — *Engouement.*

Dilatations (jabots) : Espèces atteintes. — Siège. — Pathogénie.

Différentes variétés : Dilatations circonscrites et diffuses ; dilatations circonférencielles ou ectasies ; dilatations sacciformes.

OEsophagite. — *Paralysie.* — *Lésions parasitaires.* — *Tumeurs.*

Lésions du jabot des oiseaux.

C. Lésions de l'estomac.

1° Préambule d'histologie normale.

2° Altérations cadavériques : Digestion de la muqueuse sous l'influence du suc gastrique.

3° Lésions inflammatoires. — *Inflammation expérimentale de la muqueuse gastrique* (injection intra-veineuse d'émétique).

Caractères anatomiques généraux des gastrites aiguës et chroniques.

a. Lésions de l'épithélium et des glandes — b. Du chorion. — c. De la couche conjonctive sous-muqueuse. — d. De la couche musculeuse. — e. Du péritoine. — f. Des ganglions lymphatiques.

Gastrite phlegmoneuse des solipèdes.

Mécanisme des ulcérations de l'estomac.

4° Indigestions stomacales ; surcharge ; rupture ; torsion.

5° Corps étrangers de l'estomac.

a. *Bœuf.* — Infinie variété des corps étrangers des estomacs du bœuf ; généralités. — Lésions engendrées par ces corps. — Pathogénie de la péricardite traumatique.

b. Chien. — Généralités sur les corps étrangers de l'estomac du chien; lésions qu'ils déterminent. — Corps étrangers du tube digestif des chiens atteints de rage.

6° Lésions parasitaires.

a. Cheval. — Larves d'œstres; généralités. — Tumeurs à spiroptères du sac droit.

b. Mouton. — Strongylose de la caillette.

c. Chien. — Tumeurs à spiroptères.

7° Tumeurs non parasitaires de l'estomac : **Généralités.**

65ᵉ LEÇON.

Anatomie pathologique de l'appareil digestif.

———

IV. LÉSIONS DE L'INTESTIN (*V. préambule de la précédente leçon*) : *Lésions congestives et inflammatoires.* — *Étude des principales variétés d'entérites.*

1. **Revision succincte d'anatomie et d'histologie normales.**

2. **Anatomie pathologique générale.**

   (V. 62ᵉ leçon.)

3. **Congestion intestinale.**

   Généralités sur le mode de vascularisation de l'intestin.

   Pathogénie de la congestion intestinale.

   Caractères macroscopiques de l'intestin, du péritoine, des ganglions mésentériques. — *Intestin* : 1° Muqueuse : Coloration; consistance; épaisseur, etc. — Contenu intestinal. — 2° Tunique sous-muqueuse (œdème, thromboses, etc.). — 3° Tunique musculeuse et tunique séreuse.

   Caractères microscopiques : Étude des différentes tuniques.

   Lésions consécutives.

4. **Lésions inflammatoires : Entérites.**

   Division des entérites d'après leurs caractères anatomo-pathologiques : Catarrhales (aiguës et chroniques); pseudo-membraneuses; hémorragique (dysenterie); spécifiques.

Étude des principales variétés :

CATARRHE INTESTINAL AIGU ET CHRONIQUE. — *Caractères macroscopiques :* Congestion ; exulcérations ; exsudat.

Histologie pathologique et pathogénie (V. 6 2ᵉ leçon).

ENTÉRITE PSEUDO-MEMBRANEUSE. — *Caractères macroscopiques.* — État des différentes tuniques de l'intestin et du contenu intestinal. — Caractère des fausses-membranes fibrineuses. — *Histologie patholo-gique et pathogénie* (V. 6 2ᵉ leçon).

ENTÉRITES HÉMORRAGIQUES. — Toxiques ou parasitaires (exemple : psorospermose intestinale). — Affections encore à étudier au point de vue de l'anatomie pathologique.

ENTÉRITES SPÉCIFIQUES.

1° *Généralités.* — Tableau des maladies microbiennes des animaux qui s'accompagnent de localisations intestinales généralement mar-quées : Peste bovine, clavelée, charbon, tuberculose, rouget et pneumo-entérite du porc, etc.; septicémies hémorragiques. — Étude de la tuberculose, du rouget et de la pneumo-entérite infectieuse, comme types de maladies s'accompagnant de lésions ulcéreuses de l'intestin :

    a. Tuberculose intestinale. — Sa fréquence dans les différentes espèces ; ses formes (tubercules miliaires muqueux ou sous-muqueux, ulcérations, etc.). — *Caractères macro-scopiques des lésions.* — *Caractères microscopiques ;* forma-tion des ulcérations par le mécanisme de la gangrène moléculaire progressive. — *Adénopathie mésentérique.*

    b. Pneumo-entérite infectieuse du porc. — *Forme aiguë et forme chronique.* — Caractères macroscopiques et microscopiques des lésions. — Siège et mécanisme des ulcérations. — Examen des différentes tuniques.

    c. Lésions intestinales du *rouget du porc.*

5. **Lésions intestinales se rapportant à l'anévrisme vermineux de l'artère grande mésentérique.** (V. artères.)

Coliques thrombo-aortiques du cheval.
Thrombose et embolie ; mécanisme de production.
Infarctus séro-hémorragique de l'intestin ; son évolution.

———

66ᴱ LEÇON.

Anatomie pathologique de l'appareil digestif.

———

V. Lésions de l'intestin (*suite*). — *Volvulus.* — *Invagination.* — *Rétrécissement et dilatation.* — *Déchirure.* — *Étranglement herniaire.* — *Corps étrangers et occlusion.* — *Lésions parasitaires.* — *Tumeurs.*

1. Volvulus. (Coudures, nœuds, torsions.)

Définition. — Siège. — Caractères anatomiques généraux. — Altérations consécutives.

2. Invaginations.

Définition. — Siège (intestin grêle dans le cœcum; pointe du cœcum dans le corps de l'organe; cœcum dans le côlon, etc.). — Mécanisme de production. — Altérations consécutives.

3. Rétrécissement et dilatation.

Rétrécissement intestinal. — Ses causes (lésions inflammatoires; altérations cicatricielles; invagination). — Ses caractères.

Dilatation intestinale. — Mode de formation. — Caractères (variables suivant le segment dilaté).

4. Rupture.

Pathogénie (surcharge et paralysie de l'intestin; — ruptures par ulcération). — *Siège et caractères de la rupture* : Ruptures *ante* et *post mortem*; caractères différentiels. — Lésions consécutives à la déchirure de l'intestin.

5. **Étranglement intestinal.** — Différentes formes.

Hernies étranglées.

Nomenclature : Hernies inguinale, ombilicale, diaphragmatique, etc.
Division : *Hernies externes et hernies internes* (diaphragmatique, de
l'hiatus de Winslow, hernie pelvienne du bœuf).

Hernies externes ; caractères généraux :

a. *Trajet herniaire.*

b. *Sac herniaire* (péritoine; pseudo-sac) : Orifice, collet, corps,
fond, forme, etc.

c. *Contenu du sac.*

Étranglement herniaire : Son mécanisme ; ses caractères ; altérations
consécutives (hypérémie, inflammation, tuméfaction, gangrène, perforation, adhérences herniaires).

6. **Occlusion intestinale.**

a. *Occlusion résultant de l'accumulation de matières alimentaires ou
excrémentitielles.* — Siège (cœcum, côlon, rectum). —
Lésions des tuniques intestinales (catarrhe hémorragique,
nécroses partielles, perforation, rupture).
Indigestion intestinale. — Pelotes stercorales.

b. *Occlusion déterminée par des corps étrangers parasitaires ou non
parasitaires* (pelotes d'ascarides, sable).

c. *Occlusion déterminée par des calculs intestinaux ou des égagropiles.*

7. **Calculs intestinaux.**

Définition. — Fréquence chez le cheval. — Siège. — Forme :
calculs isolés et calculs multiples (Weber, 98). — Volume et poids.
— Composition chimique. — Pathogénie.

8. **Égagropiles.**

Définition. — Espèces atteintes. — Siège. — Forme et structure.
— Pathogénie.

Lésions intestinales consécutives à la présence des calculs ou des égagropiles.

13

9. Lésions parasitaires de l'intestin. — Helminthiase.

Généralités sur l'helminthiase intestinale, considérée au point de vue de l'anatomie pathologique.

Tableau des principales variétés de parasites capables de déterminer des lésions intestinales (ascarides, strongles, oxyures, tænias, sclérostomes...). Entérites venimeuses.

10. Tumeurs de l'intestin. — Généralités.

67ᵉ LEÇON.

Anatomie pathologique de l'appareil digestif.

VI. Lésions des organes annexes : *Pancréas. — Rate (Hypertrophie, surcharges, rupture, lésions congestives et inflammatoires, etc.). — Péritoine (Hydropisie, lésions congestives et inflammatoires ; corps étrangers).*

1. Lésions du pancréas.

Pauvreté des documents recueillis sur cet organe.

Lésions succédant à la ligature ou l'obstruction du canal de Wirsung. Sclérose atrophique.

Pancréatite catarrhale et interstitielle.

Tumeurs du pancréas (Nocard, Mégnin). — Généralités.
Lithiase pancréatique.

2. Lésions de la rate.

a. *Préambule d'histologie normale.*

b. *Épaississements de la capsule de Malpighi. Périsplénite.*

c. *Atrophie et hypertrophie.* — Fréquence de cette dernière. — *Rate leucocythémique :* Caractères macroscopiques et microscopiques ; hypertrophie glomérulaire (hyperplasie). — Sclérose et atrophie ultimes.

d. *Rupture.* — Pathogénie. — Lésions consécutives.

e. *Splénites.* — La rate dans les maladies fébriles infectieuses (rate infectieuse) ; son rôle de filtre. — Prolifération microbienne et tuméfaction splénique. — Diffluence du parenchyme ; thromboses vasculaires et infarctus hémorragiques.

Splénites suppuratives. — Abcès métastatiques de la rate. — Mode de production. — *Infarctus emboliques :* Forme ;

caractères de début ; caractères ultérieurs ; infarctus blanc (dégénérescence graisseuse). — Cicatrisation possible de l'infarctus. — Suppuration de l'infarctus.

f. Surcharges. — 1° Surcharge pigmentaire; 2° surcharge amyloïde (rate sagou et rate lardacée de l'homme).

g. Tuberculose de la rate. — Granulations miliaires de la tuberculose expérimentale. — Caractères généraux de la tuberculose splénique chez les ruminants, les solipèdes, les carnassiers.

h. Tumeurs de la rate. — Hématomes (chien). — Kystes séreux et hydatiques. — Tumeurs mélaniques. — Cancer secondaire.

i. Corps étrangers.

3. Lésions du péritoine (V. 42° leçon).

Généralités sur les *aptitudes réactionnelles* du péritoine. — Étude, à ce point de vue, des expériences de MM. Nocard et Roux sur les cultures intra-péritonéales en sac de collodion.

a. ASCITE OU HYDROPISIE DU PÉRITOINE. — Considérations générales sur sa *pathogénie.* — *Caractères de l'épanchement.* — *Altérations de la séreuse* (irritation formative). — *Altérations des organes comprimés par l'épanchement* (anémie, atrophie). — *Altérations viscérales accessoires*, cause ou effet de l'ascite.

b. CONGESTION DU PÉRITOINE.

c. LÉSIONS INFLAMMATOIRES. PÉRITONITES :

1° *Péritonites aiguës.* (Pseudo-membraneuse, purulente.) *Caractères macroscopiques* : Exsudat et fausses-membranes; soudures intestinales; épanchements; arborisations vasculaires. — *Caractères microscopiques de la séreuse enflammée* (V. leçons sur l'inflammation). — *Lésions concomitantes.* — Recherche de la cause.

2° *Péritonites chroniques.* — *Localisations des lésions* : Péri-hépatique ; périsplénite ; périmétrite ; etc. — *Caractères macroscopiques.* — Aspect tomenteux de la séreuse (néo-membranes). — Brides de soudure. — État des capsules viscérales. — Caractères de l'exsudat.

d. TUBERCULOSE DU PÉRITOINE. — Généralités sur la tuberculose. perlée ; ses caractères chez nos différents animaux domes-tiques. — Lésions massives du péritoine du bœuf ; état de l'épiploon. — Lésions péritonéales accompagnant l'évolution des tubercules.

Forme abdominale de la tuberculose du cheval. — Lésions des ganglions sous-lombaires et mésentériques. — État des différents viscères abdominaux.

e. TUMEURS DU PÉRITOINE. — Généralités ; tumeurs primitives ; tu-meurs secondaires.

f. CORPS ÉTRANGERS. — Recherches de Goubaux (59), Arloing (68).

Développement sous-péritonéal, descente, libération. — Étranglement intestinal par corps étranger pédiculé.

Structure des corps étrangers du péritoine.

g. LÉSIONS PARASITAIRES.

68ᵉ LEÇON.

Anatomie pathologique de l'appareil digestif.

VII. Lésions de l'appareil biliaire : *Anatomie pathologique générale du foie.* — *Altérations cadavériques.* — *Hypérémie active et passive.* — *Hépatites aiguës et chroniques ; cirrhose.*

1. Préambule d'histologie normale.

2. Anatomie pathologique générale :

    a. Considérations générales. — Importance du rôle fonctionnel du foie, résultant de sa situation sur le trajet du sang revenant de l'intestin. — Matériaux charriés par la veine porte. — Le foie, organe de protection et de défense. — Le foie, suspendu à la veine cave postérieure, plutôt composé de « lobules sanguins » (Gilbert) et glande vasculaire sanguine, que de lobules biliaires (Sabourin). — *Rapports intimes associant les fonctions du foie et des reins :* Destruction des poisons d'origine digestive (foie); élimination de ces poisons (rein). — Retentissement fréquent des affections du foie sur le rein; nécessité de l'examen tout particulier des reins dans les autopsies, lors d'affections du foie.

    b. Lésions cellulaires. — Les deux grandes causes d'altérations cellulaires : Maladies infectieuses fébriles et maladies chroniques cachectisantes.

        1° *Modification de forme* par compression (tumeurs, sclérose), réplétion vasculaire exagérée du lobule (lésions atrophiques du foie cardiaque).

        2° *Tuméfaction trouble.*

3° *Dégénérescence graisseuse* (foie cardiaque, tuberculose).

4° *Dégénérescence amyloïde* (caractères macroscopiques et microscopiques).

5° *Infiltration pigmentaire* (normale, d'origine biliaire, d'origine sanguine).

c. Lésions de la charpente conjonctivo-vasculaire. — Rapports intimes des ramifications veineuses avec le tissu conjonctif. — Action sur ce dernier des substances irritantes charriées par la veine porte. — Mécanisme de production de la sclérose, des abcès métastatiques, des tubercules.

3. **Altérations cadavériques du foie :**

a. *Ramollissement* succédant à la « rigidité cadavérique » (coagulation cellulaire).

b. *Infiltration biliaire* progressive et destruction des globules rouges des capillaires.

c. *Altérations putréfactives.* — Généralités.

4. **Congestion du foie. — Foie cardiaque :**

a. Congestion active, par réplétion de la veine porte. — Congestion physiologique (repos). — *Congestion morbide :* Pathogénie ; caractères macroscopiques (hypertrophie, friabilité, hémorragie, désorganisation, déchirure) ; caractères microscopiques.

b. Congestion passive. — Foie cardiaque. — *Définition. Pathogénie* (gêne de la circulation cardio-pulmonaire ; généralités). — *Caractères macroscopiques* (hypertrophie ; aspect de la coupe : foie muscade, atrophie rouge). — *Caractères microscopiques.* Le mécanisme de l'atrophie cellulaire et de la sclérose périvasculaire. — Aspect caractéristique des coupes. — *Lésions de complication de la congestion hépatique :* Réplétion sanguine de la rate, de l'estomac, de l'intestin. Lésions catarrhales chroniques. — Ictère. — Ascite.

5. Lésions inflammatoires du foie. — **Hépatites :**

Généralités : État de la question en vétérinaire ; nécessité de nouvelles recherches.

a. Hépatite aiguë non suppurative. — *Pathogénie :* Épiphénomène des maladies infectieuses. — Intoxications alimentaires. — *Caractères macroscopiques et microscopiques* (lésions des cellules et de la charpente conjonctivo-vasculaire). — Lésions du foie, dans l'empoisonnement par le phosphore et l'arsenic.

b. Hépatite purulente ou suppurative. — *Pathogénie :*

1° Embolies pyogéniques (pyohémie) ;

2° Corps étrangers provenant de l'estomac ou de l'intestin (aliments, sable) ;

3° Propagation d'une inflammation intestinale ;

4° Thrombo-phlébite de la veine porte.

Caractères macroscopiques et microscopiques. — Hypertrophie ; abcès miliaires et gros abcès ; état du parenchyme hépatique ; thrombose et phlébite des ramifications portes ; mécanisme de l'extension des abcès. — Abcès biliaires.

c. Hépatite chronique interstitielle. Cirrhose. — *Pathogénie :* Action sur la gangue conjonctive des intoxications lentes. Cirrhose d'origine alimentaire ; parasitaire (douves) ; par phlébite des veines sous-hépatiques (Blanc) ; péri-canaliculaire.

Caractères macroscopiques. — Cirrhose hypertrophique et atrophique : Forme, dimensions, consistance, couleur du foie. — Cirrhose partielle (lésion locale) et cirrhose généralisée.

Caractères microscopiques :

1° *Lésions conjonctives :* Infiltration embryonnaire et hyperplasie.

2° *Lésions vasculaires :* Difficulté de la circulation ; endophlébite et périphlébite sus-hépatique ; oblitération des capillaires de l'îlot.

3° *Lésions des canaux biliaires :* Formation de néo-canalicules ; hypothèse de Sabourin.

4° *Lésions cellulaires :* Mécanisme de la compression et de l'atrophie progressive. — Infiltration cellulaire variable (pigmentaire, amyloïde. graisseuse). — *Lésions concomitantes de la cirrhose hépatique.* — *Les adénomes de la cirrhose* (Sabourin) (*épithéliomes trabéculaires de Hanot*); considérations générales.

d. Périhépatites exsudatives.

69ᵉ LEÇON.

Anatomie pathologique de l'appareil digestif.

VIII. Lésions de l'appareil biliaire (*suite*) : *Lésions dégénératives du foie.* — *Rupture.* — *Atrophie sénile.* — *Tuberculose.* — *Lésions parasitaires.* — *Tumeurs.* — *Lésions inflammatoires et parasitaires de l'appareil excréteur.* — *Calculs biliaires.*

1. Lésions dégénératives du foie.

A. *Dégénérescence graisseuse.* — *Pathogénie :* Gêne de la circulation cardio-pulmonaire (foie cardiaque). — Maladies infectieuses et empoisonnements (phosphore, arsenic). — *Caractères macroscopiques.* — Facilité du diagnostic anatomique. — *Caractères microscopiques.* — Dégénérescence lobulaire partielle et complète ; nouvelle répartition lobulaire dans ce dernier cas (Sabourin).

B. *Dégénérescence amyloïde.* — *Pathogénie :* États cachectiques, longues suppurations, maladies chroniques (tuberculose). — Atteinte primitive des ramifications de l'artère hépatique ; propagation secondaire de la dégénérescence aux cellules. — *Caractères macroscopiques.* Démonstration immédiate de la dégénérescence amyloïde par l'emploi de l'iode.—*Caractères microscopiques.* Les blocs vitreux cellulaires. — Réactions permettant de reconnaître sur les coupes la dégénérescence.

2. Rupture du foie. Apoplexie hépatique.

Pathogénie. — Rôle des actions traumatiques. — Conditions établissant la prédisposition (dégénérescences, infarctus du foie). — *Caractères macroscopiques.* — *Lésions consécutives.*

3. **Atrophie sénile du foie (lobe droit du cheval).**

Pathogénie. — Opinions diverses (Franck, L. Blanc).

Caractères macroscopiques et microscopiques.

4. **Tuberculose du foie.**

A. *Caractères macroscopiques et microscopiques des tubercules hépatiques chez les mammifères et chez les oiseaux.* — Granulations distinctes et infiltration tuberculeuse. — Exposé des recherches de MM. Cadiot, Gilbert et Roger.

B. *Histogénèse des lésions tuberculeuses. Travaux de Gilbert, 1898.* — Infiltration tuberculeuse; abcès tuberculeux ; tubercules proprement dits. — Divers modes d'inoculation expérimentale. — Rôle des cellules hépatiques dans la formation du tubercule (Strauss, Baumgarten); leur intervention doit être considérée aujourd'hui comme très douteuse. — *Origine leucocytaire* des tubercules (Koch, Metchnikoff, etc.); participation des cellules endothéliales (Gilbert). — Ce que deviennent les cellules hépatiques.

5. **Lésions parasitaires du foie.**

Étude anatomo-pathologique :

1° *De la distomatose;*

2° *De l'échinoccose ;*

3° *De la coccidiose.*

Faire connaître, pour chacune de ces lésions, le mode d'introduction des parasites dans le foie, leur évolution sur place ou leurs migrations, les désordres qui résultent de leur présence (caractères macroscopiques et microscopiques des lésions).

6. **Tumeurs du foie.**

Angiomes. — Sarcomes. — Carcinomes et épithéliomes (de généralisation, d'origine biliaire, primitifs). — *Cancer hépatique primitif.* (Besnoit, 95; épithéliome parenchymateux de Hanot et Gilbert). — *Caractères macroscopiques et microscopiques du foie* envahi par les néoplasmes. — *Altérations concomitantes* (ascite, œdèmes cachectiques, hémorragie interne, etc.). — Nodules calcifiés du foie du cheval.

7. **Lésions de l'appareil excréteur.**

Rappeler la disposition normale de cet **appareil.**

A. *Lésions inflammatoires.* — Retentissement, sur l'appareil excréteur, de la plupart des affections du foie. — Lésions inflammatoires d'origine intestinale (ex : lésions du canal cholédoque chez le chien, dans la gastro-duodénite). — Lésions parasitaires (distomatose, échinoccose, coccidiose, etc.). — Fréquence des inflammations catarrhales microbiennes, condition indispensable à la production des calculs biliaires.

B. *Lithiase biliaire. Calculs.* — Espèces chez lesquelles on les rencontre. — Caractères (forme, volume, nombre, composition chimique). — Pathogénie : 1° opinion de Bouchard ; 2° opinion de Galippe, etc. — Microbisme des calculs. — Production expérimentale des calculs.

C. *Tumeurs des voies biliaires.* — Généralités.

70ᵉ LEÇON.

Anatomie pathologique de l'appareil respiratoire.

I. Anatomie pathologique générale : *1° Arbre aérophore, Inflammations catarrhales, pseudo-membraneuses ou fibrineuses, ulcératives. — Anatomie pathologique générale des bronches. — 2° Poumon : Lésions de l'endothélium alvéolaire, de la trame conjonctivo-élastique et des vaisseaux.*

1. **Préambule d'histologie normale.**

2. **Anatomie pathologique générale :**

A. Lésions de l'arbre aérophore.

Étude de l'*inflammation expérimentale* de la muqueuse de la trachée (Cornil et Ranvier).

a. *Inflammation catarrhale légère :* Hypérémie ; diapédèse ; hyper-. fonctionnement des cellules caliciformes (fonction d'épuration et de défense). — Modifications des glandes muqueuses.

b. *Inflammation pseudo-membraneuse ou fibrineuse.* — Infiltration leucocytique du chorion ; nécrose épithéliale ; — prolifération ; — desquamation (exulcérations). — Formation et structure des fausses-membranes (V. leçons sur l'inflammation). — *Lésions des glandes muqueuses :* Transformation des cellules caliciformes ; modification de la qualité du mucus (filaments élastiques ; leur rôle dans la production de la toux, suivant Renaut). — Infiltration conjonctive périphérique.

c. Inflammations ulcératives (morve, tuberculose). — Considérations sur l'infiltration lymphoïde normale du chorion muqueux. — *Lésions ulcératives de la muqueuse :* Caractères ; siège ; mode de production ; cicatrisation.

d. Anatomie pathologique générale des bronches, considérées en particulier. — Complication progressive de structure, en allant du lobule pulmonaire vers l'extérieur. — Épithélium bronchique; son mode de réaction. — Perfectionnement progressif de l'appareil glandulaire bronchique; rôle des cellules caliciformes et des glandes muqueuses dans l'inflammation. — Endobronchites et péribronchites. — Mode d'infection progressive des ramifications bronchioliques par les exsudats. — Muscles et cartilages des bronches; leur rôle dans l'inflammation. — Définition et mécanisme de la bronchectasie. — Considérations générales sur les microbes répandus normalement à la surface de la muqueuse; conditions dans lesquelles ils peuvent créer l'état morbide.

B. Lésions du poumon.

Inflammation expérimentale. — Facilité de sa réalisation ; procédés divers utilisés dans ce but.

1° *Étude générale des altérations endothéliales.* — Disposition particulière et caractères généraux de l'endothélium tapissant les alvéoles pulmonaires. — *Premiers stades de l'inflammation :* Hypertrophie cellulaire ; prolifération nucléaire et hyperplasie ; desquamation. — Diapédèse et exsudat fibrineux (pneumonie fibrineuse, stade de l'hépatisation). — Variétés d'hépatisation : hépatisation rouge, jaune ou grise, hépatisation progressivement caséeuse de la tuberculose. — Nature et rôle des « cellules poussières », suivant Borrel.

Physiologie pathologique. — Action le plus souvent directe de la cause irritante sur l'endothélium. — Réflexe et hypérémie. — Diapédèse. — Prolifération endothéliale et desquamation. — Solidification de l'exsudat fibrineux. — Dégénérescence graisseuse des cellules desquamées. — Actions nécrosiques variables exercées sur l'endothélium.

2° *Étude générale des altérations de la trame conjonctivo-élastique.* — Variables suivant l'intensité du processus morbide et la cause. — *Infiltration leucocytique ou purulente* de la gangrène ; fonte rapide des éléments conjonctifs de charpente. — *Nécrose progressive* de la tuberculose. — *Sclérose* par hyperplasie résultant de processus irritatifs modérés (pneumonies chroniques). [V. les différentes affections étudiées dans les leçons suivantes.]

3° *Étude générale des altérations des vaisseaux sanguins et lymphatiques.* Mode de production de l'*infarctus pulmonaire ;* caractères généraux et destinée. — État des vaisseaux dans la *congestion* pulmonaire. — Mécanisme de la *splénisation* et de l'*apoplexie* pulmonaire. — Mécanisme de l'*œdème* pulmonaire.

Circulation lymphatique du poumon ; importance de son *rôle pathologique.* — Retentissement des diverses affections pulmonaires sur les *ganglions* lymphatiques affectés au poumon.

(Pour l'histogénèse des lésions tuberculeuses, V. 44ᵉ leçon.)

71ᵉ LEÇON.

Anatomie pathologique de l'appareil respiratoire.

—————

II. *Lésions des cavités nasales, des sinus, des poches gutturales, du larynx et de la trachée.*

1. Lésions des cavités nasales.

Considérations anatomo-pathologiques générales. — Première épuraration de l'air inspiré dans les cavités nasales; agents microbiens constamment déposés à la surface de la muqueuse. — Rôle du mucus dans l'épuration et la défense (Renaut). — Mécanisme de l'inflammation locale. — Relations entre les lésions inflammatoires de la muqueuse pituitaire et les affections broncho-pulmonaires : Rejet par les cavités nasales des exsudats inflammatoires et inoculation possible de la muqueuse.

a. *Lésions du coryza aigu.* — Caractères macroscopiques et microscopiques de la muqueuse et de l'exsudat (jetage). — Jetage purulent de la gourme.

b. *Lésions du coryza chronique.* — Généralités sur les affections s'accompagnant de coryza chronique (morve, collection des sinus, tumeurs, parasites, affections chroniques des voies respiratoires, etc.).

Caractères anatomiques généraux : Lésions variables suivant la maladie dont elles dépendent.

c. *Nécrose cartilagineuse des ailes du nez et de la cloison* (cheval).

d. *Inflammation purulente et nécrose des cornets* (cheval).

e. Lésions du coryza gangréneux (bœuf).

f. Lésions de la « maladie du reniflement » (**porc**).

g. Tumeurs des cavités nasales. — Généralités. — Épaississements adénoïdes de la face superficielle du chorion (myxomes diffus de Renaut). Évolution des polypes muqueux des cavités nasales.

2. Lésions des sinus.

a. Lésions inflammatoires et collection purulente. — Pathogénie. — Caractères macroscopiques de la muqueuse et de l'exsudat. Lésions de complication.

b. Corps étrangers. — *Parasites.* — Larves d'œstres cavicoles (faux-tournis du mouton). — Linguatules ténioïdes du chien.

c. Tumeurs.

3. Lésions des poches gutturales.

a. Lésions inflammatoires et collection purulente. — Pathogénie. — Caractères macroscopiques de la muqueuse et de l'exsudat. — Modifications du pus ; considérations générales sur les concrétions des poches (Goubaux).

b. Corps étrangers. — *Tumeurs.*

4. Lésions du larynx.

a. Lésions inflammatoires (catarrhales, pseudo-membraneuses, etc. — V. Anatomie pathologique générale de l'appareil respiratoire, 70ᵉ leçon). — Caractères macroscopiques et microscopiques de ces lésions. — Laryngites chroniques.

b. OEdème de la glotte.

c. Atrophie des dilatateurs de la glotte (lésions du cornage chronique; paralysie partielle et paralysie totale).

d. Corps étrangers. — *Parasites.* — *Tumeurs.*

14

5. Lésions de la trachée.

   a. *Lésions inflammatoires* (V. 70ᵉ leçon).

   b. *Lésions morveuses :* Ulcérations; lymphangites (farcin de la trachée, Nocard).

   c. *Lésions parasitaires.* — Syngamose. — Strongylose.

   d. *Déformations.* — *Tumeurs :* Généralités.

———

72ᵉ LEÇON.

Anatomie pathologique de l'appareil respiratoire.

III. *Bronchites aiguës et chroniques.* — *Bronchectasie.* — *Broncho-pneumonies infectieuses et parasitaires.*

1. **Bronchites aiguës.** **Caractères macroscopiques et microscopiques.**

   A. *Bronchites catarrhales.* — Rôle des microbes, hôtes normaux des voies respiratoires. — *Lésions cellulaires:* Réaction hypertrophique, transformation muqueuse, desquamation, nécrose. — *Hypersécrétion muqueuse;* caractères variables du produit d'excrétion. — *Lésions consécutives à l'inflammation catarrhale:* Inoculation des bronches de plus en plus fines (infections bronchioliques; gravité, lésions); pneumonie nodulaire péribronchique (origine de la broncho-pneumonie); manifestations pleurétiques consécutives à cette dernière complication.

   B. *Bronchites exsudatives ou pseudo-membraneuses.* — Exsudat fibrineux (bronchite couenneuse ou croupale des Allemands). Lésions des différentes tuniques bronchiques.

   C. *Bronchites suppuratives ou ulcéreuses.* — Considérations générales. — Mécanisme des perforations bronchiques. — Conséquences de la destruction gangréneuse ou suppurative des bronchioles lobulaires.

2. **Bronchites chroniques.**

   Pathogénie. — Cultures infectieuses à la surface de la muqueuse; passage progressif des lésions aiguës à l'état chronique. — *Caractères de la chronicité,* macroscopiques et microscopiques: endo, méso et péri-bronchite.

· Bronchectasie.

   a. *Son mécanisme.* — Dilatation passive et toute mécanique des bronches, par suite de la résorption des réseaux élastiques, de

14.

la dissociation et de la perte de tonicité des muscles de Reis-
sessen.

b. *Son siège.* — L'examen de la structure des bronches donne
l'explication du siège : Bronches interlobulaires et de distribution de petit calibre (anneaux cartilagineux discon-
tinus).

c. *Ses formes.* — Bronchectasie cylindroïde ou cylindrique. —
Bronchectasie anévrismale ou ampullaire. — Combinaisons
des différentes variétés; déformation irrégulière des bronches en résultant.

d. *Contenu des poches bronchiques :* Bactériologie du muco-pus;
gangrène secondaire des parois bronchectasiques.

e. *Caractères macroscopiques de la muqueuse* tapissant les cavités
bronchectasiques.

f. *Histologie pathologique :*

1° Épithélium ;

2° Basale ;

3° Chorion et cartilages (lésions atrophiques).

3. **Broncho-pneumonies infectieuses.**

Considérations générales. — Disposition des bronchioles intralobu-
laires. — La broncho-pneumonie, complication accidentelle de la
bronchite capillaire : Structure simple des bronchioles; péribronchite;
pneumonie.

Caractères macroscopiques des broncho-pneumonies. — Broncho-pneumonie lobulaire à noyaux disséminés ou confluents. — Caractères des
blocs broncho-pneumoniques.

État de la muqueuse bronchique et des tissus péribronchiques.

Caractères de la coupe; hépatisation. — Lésions secondaires de la
plèvre. — Atélectasie ou carnisation pulmonaire des travées parenchymateuses encore saines.

CARACTÈRES MICROSCOPIQUES D'UN NODULE BRONCHO-PNEUMONIQUE :

1° *La diffusion est centrifuge* (ex. : Corn-stalk disease).

  a. Lésions des bronches (V. Bronchites aiguës et chroniques).

  b. Péribronchite. — Inflammation, thrombose de l'artériole pulmonaire ; infarctus pulmonaire.

  c. Lésions des alvéoles péribronchiques. — Alvéolite exsudative (épanchement fibrineux) ; — alvéolite hémorragique ; etc. — Fonte purulente des tissus bronchiques et péribronchiques (abcès bronchitiques).

2° *La diffusion se produit le long des ramifications bronchiolliques :*
Infiltration purulente progressive. — Centres d'infection et manchons de pneumonie alvéolaire (splénisation ou hépatisation). — Suppuration diffuse du lobule pulmonaire.

LÉSIONS CONCOMITANTES DE LA BRONCHO-PNEUMONIE :

1° *Congestion pulmonaire ;*

2° *OEdème ;*

3° *Carnisation ou atélectasie* (diagnostic différentiel de la carnisation et du collapsus pulmonaire, résultant d'un épanchement pleural) ;

4° *Lésions pleurales* (pleurite exsudative fibrineuse) ;

5° *Gangrène pulmonaire.*

4. **Broncho-pneumonies parasitaires ou vermineuses.**

Tableau des parasites capables de déterminer des lésions bronchopneumoniques chez nos différents animaux domestiques (généralités).

Caractères macroscopiques et microscopiques des lésions vermineuses.

73ᵉ LEÇON.

Anatomie pathologique de l'appareil respiratoire.

IV. Lésions du poumon : *Altérations cadavériques. — Congestion. — OEdème. — Apoplexie. — Infarctus. — Pneumonie fibrineuse non suppurée et suppurée. — Gangrène pulmonaire.*

1. Altérations cadavériques du poumon :

Transformations cadavériques du parenchyme pulmonaire. — Congestion hypostatique *postmortem*. — Accumulation de liquide dans les parties déclives de l'organe (œdème cadavérique).

2. Congestion pulmonaire. — OEdème :

Richesse en vaisseaux des parois alvéolaires; considérations générales sur la circulation pulmonaire.

A. Congestion active du poumon.

Caractères macroscopiques (volume, couleur, consistance de l'organe, caractères de la coupe, etc.).

Caractères microscopiques. — État des vaisseaux, des parois et des cavités alvéolaires; caractères de l'épanchement; modifications endothéliales.

B. Congestion passive et œdème du poumon.

Circulation cardio-pulmonaire : considérations générales. — Caractères anatomiques généraux de la congestion passive et de l'œdème.

3. Apoplexie. — Infarctus :

Définition de l'apoplexie. — (Élimination des bronchorragies; ecchymoses sous-pleurales (asphyxie); hémorragies discrètes des splénisations aiguës (foyers broncho-pneumoniques), de la tuberculose, etc.)

A. Apoplexies par effraction.

Coup de chaleur. — Pathogénie. — Caractères.

B. Apoplexies par thrombus vasculaires. Infarctus.

Mode de production de l'*infarctus pulmonaire.* — Embolies veineuses, cardiaques; leur arrêt dans les branches de l'artère pulmonaire. — *Caractères macroscopiques* (forme, coloration, consistance, évolution). Recherche du caillot embolisé.

Caractères microscopiques. — Suivre l'infarctus dans son évolution, depuis le moment de sa formation jusqu'à celui de la cicatrisation (noyau de pneumonie chronique scléreuse), de la suppuration ou de la gangrène (exemple : morve aiguë).

Lésions pulmonaires secondaires à l'infarctus. — Congestion périapoplectique; le bloc thrombosé considéré comme un corps étranger. — Lésions inflammatoires broncho-pneumoniques de voisinage (lésions de propagation). — Pleurésie locale (infarctus sous-pleuraux).

4. Pneumonies :

Classification des Pneumonies :

a. Suivant les caractères de l'exsudat (exemple : pneumonies catarrhale, fibrineuse, purulente, etc.);

b. Suivant le siège et l'étendue (exemple : pneumonie lobaire, lobulaire, etc.);

c. Suivant la cause (exemple : pneumonies morveuse, tuberculeuse, vermineuse, mycosique, etc.);

d. Classification de M. Trasbot (pneumonie lobaire aiguë sporadique, pneumonies infectieuses, pneumonies par corps étrangers, pneumonie chronique).

A. Lésions de la pneumonie lobaire aiguë ou fibrineuse, non suppurée.

Caractères macroscopiques. — Volume et poids de l'organe. — Coloration. — Consistance (hépatisation; son siège). — Aspect des coupes avant et après le lavage. — Épreuve de l'eau.

Caractères macroscopiques différentiels des lésions aux périodes d'engouement, d'hépatisation rouge, d'hépatisation grise (infiltration purulente), de résolution.

Altérations des ganglions lymphatiques (bronchiques, médiastinaux, de l'entrée du thorax) : Hypertrophie et succulence; inflammation; abcédation.

Caractères microscopiques (V. Anatomie pathologique générale du poumon, 70ᵉ leçon). Pour rappeler ces caractères, on suivra l'ordre précédemment indiqué (engouement, hépatisation, résolution) et l'on s'inspirera des travaux de M. Letulle.

B. Abcédation pulmonaire.

Caractères macroscopiques des foyers purulents (nombre, dimensions, siège; caractères du pus). — *Lésions de complication :* Pyo-pneumo-thorax. — Destruction des bronches (évacuation du pus à l'extérieur). — *Caractères microscopiques de l'hépatisation grise.*

C. Gangrène pulmonaire.

La gangrène, considérée comme une infection secondaire des foyers pneumoniques par les microbes banals.

Caractères macroscopiques des foyers nécrosés (couleur, consistance, odeur, etc.). — *Caractères microscopiques* de ces mêmes foyers.

D. Lésions de complication extra-pulmonaires de la pneumonie.

1° *État du sang.* — Intensité de la destruction globulaire dans ses rapports avec la coloration safranée des muqueuses. — Leucocytose de la pneumonie. — Crise hématoblastogène de la défervescence (Hayem).

2° *Pleurésie métapneumonique séro-fibrineuse ou purulente.*

3° *Altérations cardiaques :* Dilatation du ventricule droit, etc.

4° *Arthropathies et synovites* métapneumoniques.

74ᵉ LEÇON.

Anatomie pathologique de l'appareil respiratoire.

V. Lésions du poumon (*suite*) : *Pneumonies infectieuses du cheval.*
— *Pneumonie par corps étrangers.* — *Pneumonie chronique et sclérose pulmonaire.* — *Emphysème pulmonaire.*

1. Pneumonies infectieuses du cheval. — Pneumonie d'écurie. — Pneumonie typhoïde :

A. *Pathogénie.* — *Exposé sommaire de la question.*

La bactérie de Schütz (87); le streptocoque de Delamotte et Chantemesse (88); les streptococcus et diplococcus pneumo-enteritis equi de Violet et Galtier (89), etc. — *Recherches de Lignières* (97) : Les microbes qui viennent d'être cités ne sont pas autre chose que le streptocoque de la gourme, existant dans *toutes les variétés* de pneumonies. Le vrai microbe de la pneumonie serait celui de la fièvre typhoïde (cocco-bacille typhique). Rôle du streptocoque gourmeux.

Importance anatomo-pathologique des résultats obtenus par Lignières, s'ils doivent être définitifs : Impossibilité de qualifier *pneumonie infectieuse*, gourmeuse, d'écurie, telle pneumonie plutôt que telle autre.

B. *Lésions macroscopiques des pneumonies dites infectieuses.*

La *pneumonie centrale* de M. Trasbot et l'hépatisation grise. — Caractères anatomiques des pneumonies infectieuses.

Altérations concomitantes : Pleurésie séro-fibrineuse ou purulente, péricardite, mycocardite, endocardite, néphrite, hépatite, synovite, etc., métapneumoniques.

2. Pneumonies et broncho-pneumonies par corps étrangers :

Pathogénie. — *Caractères macroscopiques;* possibilité de la distinction des lésions de la pneumonie par corps étrangers de celles de la pneumonie fibrineuse et des pneumonies infectieuses : [Gangrène diffuse rapide avec désagrégation des foyers (Trasbot)].

3. Pneumonies chroniques et sclérose pulmonaire :

1° PATHOGÉNIE :

> a. *Pneumonie subaiguë* (Irritation provoquée par les exsudats; prolifération conjonctive. Sclérose pulmonaire).

> b. *Bronchite subaiguë et broncho-pneumonie* (Organisation fibreuse des foyers).

> c. *Pneumonie pleurogène* (Charcot) : Collapsus pulmonaire; induration par propagation de l'inflammation pleurale vers le parenchyme. Fréquence de cette variété de pneumonie chez les animaux.

> d. *Cirrhose cardiaque* du poumon.

2° CARACTÈRES MACROSCOPIQUES. — Variables suivant la cause, à laquelle il est possible de remonter. — Envisager les quatre cas précédents.

3° CARACTÈRES MICROSCOPIQUES. — Alvéolite interstitielle. — Alvéolite végétante néo-vasculaire.

Affections s'accompagnant de pneumonie chronique et qui seront ultérieurement étudiées : Tuberculose, morve, actinomycose, maladies parasitaires, tumeurs.

4. Emphysème pulmonaire :

Définition. — *Pathogénie :* Efforts de toux (Trasbot). Ampliation anormale du thorax dans les inspirations forcées, etc. — Emphysème septique de la gangrène pulmonaire. — *Formes :* Emphysème vésiculaire chronique; emphysème intervésiculaire et sous-pleural. — *Caractères macroscopiques.* — *Lésions histologiques* (Letulle) : Résorption des cloisonnements alvéolaires: Analyse des parois en voie d'atrophie. Lésions du réseau capillaire, des fibres élastiques, de la membrane basale et de l'endothélium alvéolaire.

75ᵉ LEÇON.

Anatomie pathologique de l'appareil respiratoire.

———

VI. Lésions du poumon (*suite*) : *Pneumonies des bovidés. — Péripneumonie contagieuse. — Pneumonies mycosiques des mammifères et des oiseaux. — Actinomycose pulmonaire. — Échinococcose. — Cysticercose. — Tumeurs du poumon. — Anthracosis. — Tubercules non spécifiques.*

1. Pneumonies des bovidés.

Particularités de structure du poumon des bovidés ; sacs lymphatiques communicants péri et inter-lobulaires. Injection naturelle de ces sacs lors de l'inflammation (lymphangites périlobulaires). — Caractères macroscopiques particuliers en résultant.

Pneumonie franche du boeuf. — Caractères anatomiques généraux.

Péripneumonie contagieuse :

Généralités : Lésion initiale de la plèvre. — Rôle du système lymphatique sous-pleural et périlobulaire. — Processus inflammatoire dirigé du tissu interlobulaire vers les alvéoles.

Caractères macroscopiques des lésions péripneumoniques.

A. *Lésions pleurales.* — Caractères de la séreuse enflammée, de l'épanchement et des fausses-membranes.

B. *Lésions pulmonaires.* — Volume et poids de l'organe. — Aspect, coloration, consistance des foyers péripneumoniques. — Caractères de la coupe ; marbrures.

Interprétation des lésions :

    a. Cloisons interlobulaires et lymphe péripneumonique. — Sclérose progressive des cloisons.

b. Lobule pulmonaire : Caractères des lésions récentes; **caractères des lésions anciennes et de la chronicité.**

c. Vaisseaux et bronches.

d. Ganglions lymphatiques (bronchiques, médiastinaux, de l'entrée du thorax).

Formation des *séquestres* péripneumoniques : Recherches de M. Arlöing sur leur développement (1896).

Bactériologie de la péripneumonie (Généralités).

Diagnostic différentiel de la péripneumonie et du corn-stalk disease (V. Broncho-pneumonies).

2. **Pneumonies mycosiques des mammifères et des oiseaux** (Recherches de MM. Rénon et Lucet) : *Aspergillose.*

Caractères macroscopiques et microscopiques des *tubercules mycosiques.* — Lésions concomitantes.

3. **Actinomycose pulmonaire :**

Formes : Tuberculose miliaire; nodules isolés et volumineux; formes diffuse et limitée. — *Étude macroscopique et microscopique* des lésions. — *Histogénèse* des lésions (Paulowsky et Maksutoff, 1893). — *Botryomycose du poumon* (Bollinger, Thomassen, etc.) chez le cheval.

4. **Échinococcose pulmonaire :**

Espèces atteintes. — *Caractères macroscopiques des lésions :* Les kystes hydatiques à leurs différents stades évolutifs. — Dégénérescence «athéromateuse» de l'hydatide. — Diagnostic différentiel de la tuberculose et de l'échinococcose.

5. **Cysticercose pulmonaire** (Morot) :

Espèces atteintes. — *Caractères macroscopiques des lésions :* Cysticerques transparents et cysticerques opaques; mécanisme de la dégénérescence.

6. Tumeurs du poumon :

Généralités. — Principales variétés de tumeurs rencontrées dans le poumon. — *Épithéliome primitif* du poumon (Nocard, 77; Besnoit, 95); son origine aux dépens de l'endothélium alvéolaire et non pas bronchique ou glandulaire (Besnoit).

7. Anthracosis :

Généralités sur les *pneumokonioses* de l'homme. — *Anthracosis.* — Pathogénie. — Siège. — Caractères macroscopiques et microscopiques du parenchyme pulmonaire et des ganglions lymphatiques (chien).

Rôle des cellules à poussières dans le transport et la dissémination des particules charbonneuses ou poussiéreuses.

8. Tubercules non spécifiques du poumon.

76ᵉ LEÇON.

Anatomie pathologique de l'appareil respiratoire.

VII. Morve et tuberculose pulmonaires.

1. Lésions de la morve pulmonaire :

  A. Morve aiguë :

   a. Caractères macroscopiques. — Congestion pulmonaire; infarctus isolés ou confluents (pneumonie lobulaire ou lobaire); caractères des blocs hépatisés; masses caséeuses; lésions concomitantes de la plèvre. — Lésions ganglionnaires.

   b. Caractères histologiques : Infiltration leucocytique et bacillaire des cloisons et alvéoles; dégénérescence caséeuse et fragmentation cellulaire; thrombose généralisée.

  B. Morve chronique :

   a. Caractères anatomiques généraux :

   Tubercules. — Nombre, volume, forme, consistance, couleur, etc. — Caractères de la coupe. — Le tubercule classique et le tubercule translucide. — Travaux de M. Nocard.

   Pneumonie lobulaire. — Infarctus sous-pleuraux à foyers caséeux. — Charpente scléreuse révélant la chronicité.

   Pseudo-tubercules lymphoïdes : Siège; caractères.

   Lésions vasculaires (artérites, phlébites, thromboses) et *bronchiques* (infiltration leucocytique, bourgeonnement inflammatoire, obstruction).

C. Histogénèse du tubercule morveux. (Recherches de MM. Leclainche, Montané et Nocard) :

Lymphangite périlobulaire initiale. — Création du foyer de pneumonie fibrineuse (effraction lobulaire); apoplexie leucocytaire du centre pneumonique. — Formation et structure du *tubercule translucide*. — Mécanisme de la dégénérescence caséeuse centrale; formation progressive des ceintures épithélioïde et fibreuse. — Structure du tubercule « classique ».

2. Lésions de la tuberculose pulmonaire :

A. Bovidés.

Caractères du poumon : Volume; poids; forme, saillie; dimension et consistance des bosselures; état de la plèvre viscérale. Division des lésions (Nocard) :

a. *Grosses tumeurs :* Caractères généraux. Aspect de la coupe (dégénérescence caséeuse et calcaire). État du parenchyme périphérique.

b. *Tubercules miliaires* translucides (récents) ou caséo-calcaires (anciens).

c. *Abcès tuberculeux* (cavernes).

d. *Foyers de pneumonie caséeuse.*

Caractères des bronches. — Lésions de l'inflammation chronique (V. 72ᵉ leçon) : Tubercules endo ou péribronchiques, ulcérations, obstruction, dilatations bronchectasiques.

Caractères des ganglions lymphatiques.

B. Mouton et chèvre. Diagnostic différentiel de la tuberculose et de la broncho-pneumonie vermineuse.

C. Porc.

D. Carnassiers : Broncho-pneumonie caséeuse; cavernes; bronchectasie. Adénopathie trachéo-bronchique.

E. Solipèdes :

  a. Nodosités caséeuses;

  b. Tumeurs sarcomateuses;

  c. Pneumonie caséeuse, avec bronchectasie et cavernes.

Histogénèse du tubercule, d'après les recherches de Metchnikoff, Borrel, etc. (V. Anatomie pathologique générale, 44° leçon).

77ᵉ LEÇON.

Anatomie pathologique de l'appareil respiratoire.

VIII. Lésions des plèvres : *Pleurites aiguës, chroniques, spéci-fiques.* — Lésions du corps thryoïde.

A. **Lésions des plèvres :**

1° Disposition des sacs pleuraux chez nos différents animaux domes-tiques. — Considérations anatomo-pathologiques.

2° Anatomie pathologique générale de la plèvre.

(V. 55ᵉ leçon.)

3° Hydropisie (*Hydrothorax*).

4° Hémorragie (*Hémothorax*). Épanchement gazeux (*Pneumothorax*).

5° Pleurite aiguë séro-fibrineuse.

Pathogénie : Opinion de M. Trasbot. — Opinion de MM. Bouchard, Landouzy, Kelsch et Vaillard, pour ce qui concerne l'homme. — Bac-tériologie de la pleurésie; état de la question en vétérinaire.

Inflammation expérimentale de la plèvre (Dupuy, Delafond, Saint-Cyr, Trasbot et Delamotte). — Modifications progressives de la séreuse; exsudat fibrineux; fausses-membranes et épanchement inflammatoire.

Caractères de l'épanchement. — Volume; couleur; composition (ri-chesse en albumine); — examen microscopique : éléments figurés.

Caractères des fausses-membranes («omelettes» de la pleurésie). — Abondance, dans ses rapports avec l'intensité de l'inflammation. — Disposition; couleur; consistance, etc. — État des tissus qu'elles recouvrent. — Transformation progressive des fausses-membranes; fragmentation, résorption. — Structure des fausses-membranes.

Néo-membranes. — Mécanisme de leur substitution aux fausses-membranes; organisation des symphyses pleurales. — Leur réticulation ultérieure par les globules blancs.

LÉSIONS CONCOMITANTES DE LA PLEURÉSIE FIBRINEUSE :

Collapsus pulmonaire; ses caractères.

Pneumonie interstitielle d'origine pleurale (pneumonie sclérogène de Charcot).

Altérations des ganglions de l'entrée de la poitrine.

Dilatation du cœur droit.

6° PLEURITE PURULENTE :

Pathogénie : Thoracentèse. — Pleurite métapneumonique; pyopneumothorax. — Pleurite purulente primitive.

Caractères macroscopiques et microscopiques de la séreuse et de l'épanchement. — *Pleurite gangréneuse.*

7° PLEURITE CHRONIQUE :

Caractères macroscopiques et microscopiques. — Épaississement, induration, vascularisation de la plèvre; état tomenteux de la surface (néomembranes). — Symphyses pleurales à revêtement endothélial. — Inflammation aiguë surajoutée; fausses-membranes recouvrant les néo-membranes. — Caractères de l'épanchement.

8° PLEURITES SPÉCIFIQUES. — Tuberculose, morve, péripneumonie, etc. Généralités.

9° TUMEURS DE LA PLÈVRE.

B. **Lésions du corps thyroïde.**

1° *Préambule d'histologie normale.*

2° *Anatomie pathologique des goîtres :*

Variétés : goîtres mous, anévrysmatiques, fibreux, colloïdes, kystiques, pierreux, amyloïdes. — Caractères macroscopiques et microscopiques.

———————

78ᵉ LEÇON.

Anatomie pathologique de l'appareil urinaire.

———

I. ANATOMIE PATHOLOGIQUE GÉNÉRALE DU REIN. — *Lésions des cellules épithéliales.* — *Cylindres urinaires.* — *Lésions de la charpente conjonctivo-vasculaire.*

1. **Histologie normale.**

Le *tube urinifère:* Structure de ses différents segments. — Charpente connective du rein. Mode de distribution des vaisseaux.

2. **Lésions des cellules épithéliales.**

    a. Infiltrations pigmentaires ou *salines* (urates, sels calcaires).

    b. Atrophie (sclérose rénale; cylindres urinaires).

    c. Hypertrophie (suractivité fonctionnelle; exemple : diabète).

    d. Hyperplasie (Cornil et Brault).

    e. Tuméfaction trouble (infiltration albuminoïde).

    f. Dégénérescence granulo-graisseuse (intoxication phosphorée, etc.).

    g. État vacuolaire (sécrétion morbide [Cornil et Brault]; phénomène cadavérique [Renaut et Hortolès]).

    h. Bordures en brosse (Montané).

    (V. rôle des épithéliums dans l'inflammation, 43ᵉ leçon.)

3. **Cylindres urinaires.**

Définition. — Origine et formation. — Leur présence sur les coupes et dans l'urine. — Mode de progression dans le tube urinifère; densification progressive; action atrophique exercée sur l'épithélium.

Description des différentes variétés de cylindres urinaires :

a. **Cylindres homogènes.....**
- C. fibrineux,
- C. albuminoïdes.... { muqueux, hyalins,
- C. colloïdes ou cireux.

b. **Cylindres granuleux et graisseux..........**
- C. granuleux,
- C. graisseux purs,
- C. granulo-graisseux.

c. *Cylindres épithéliaux.*

d. *Cylindres mixtes ou composés.* — Cylindres réticulés.

4. Altérations de la paroi propre du tube urinifère.

Épaississement. — Destruction (néphrites suppurées). — Dégénérescence amyloïde.

5. Altérations du tube urinifère considéré dans son ensemble.

Distension (rétention urinaire). — Obstruction et kystes de rétention. — Rétrécissement et atrophie.

6. Lésions de la charpente conjonctive du rein.

Hypertrophie cellulaire (congestion). — Infiltration pigmentaire avec hyperplasie et condensation de la trame connective (rein cardiaque). — Infiltration embryonnaire; sclérose (néphrites interstitielles). — Fonte purulente, abcès (néphrites suppurées, métastatiques). — Siège de la progression des tumeurs. etc.

7. Lésions des vaisseaux.

Embolie artérielle (cœur, aorte, artère rénale) et *infarctus* du rein; caractères macroscopiques et microscopiques. Cicatrisation. — Retentissement, sur les artères et les capillaires, des néphrites interstitielles; périartérite, endartérite, oblitération. — Dégénérescences amyloïde et graisseuse.

8. Lésions glomérulaires.

Importance du rôle des glomérules dans la pathologie rénale. —

Lésions glomérulaires dans la congestion, dans les néphrites : diapédèse, épanchement capsulaire, fibrineux ou hémorragique; dégénérescence ou prolifération des cellules épithéliales; épaississement de la
capsule (glomérulite productive capsulaire et péricapsulaire); transformation kystique du glomérule; atrophie; dégénérescence graisseuse.
amyloïde.

(V. 79ᵉ leçon : Considérations générales sur les néphrites.)

79ᵉ LEÇON.

Anatomie pathologique de l'appareil urinaire.

II. Lésions du rein : *Congestion rénale, active et passive.* — *Considérations générales sur les néphrites.* — *Néphrites aiguës et chroniques, purulentes, toxiques.* — *Hydronéphrose.*

1. Congestion du rein.

Congestion expérimentalement réalisée par la ligature de la veine rénale (Cornil et Ranvier). — *Étude des lésions :* Hypérémie hémorragique; épanchement glomérulaire; cylindres; dégénérescence graisseuse des cellules. — Empoisonnement expérimental par la cantharidine : Hypérémie intense, précédant l'inflammation catarrhale des tubes droits et collecteurs. — La congestion du rein est le plus souvent d'ordre toxique (ingestion de plantes irritantes : sapin, if, etc.).

Congestion passive du rein. — Rein cardiaque.

Généralités. — *Caractères macroscopiques* (couleur, consistance aspect de la coupe). — *Caractères microscopiques* (apoplexies glomérulaires; lésions dégénératives des cellules; bordures en brosse; hyperplasie conjonctive).

2. Lésions inflammatoires du rein. — Considérations générales sur les néphrites.

Question des néphrites non définitivement réglée en médecine humaine et *à fortiori* pour ce qui concerne nos animaux.

Doctrines unicistes. — Existe-t-il un processus fondamental unique (inflammation chronique diffuse) atteignant d'abord les épithéliums pour se propager secondairement à la gangue conjonctive et aboutir à la rétraction fibreuse du rein? — L'évolution productive fibreuse entraîne toujours des modifications nutritives des épithéliums (Renaut et Hortolès, 1881). — Tous les phénomènes inflammatoires du rein sont consécutifs à la glomérulo-néphrite (Lécorché et Talamon).

Doctrines pluralistes. — Existence d'une néphrite parenchymateuse, d'une néphrite interstitielle, de néphrites mixtes à formes aiguës ou chroniques.

Classification de MM. Cornil et Brault :

a. **Néphrites diffuses aiguës** ..
{ avec prédominance des phénomènes congestifs,
avec prédominance des phénomènes diapédétiques,
avec prédominance des phénomènes dégénératifs.

b. **Néphrites diffuses subaiguës ou chroniques** ....
{ avec prédominance des phénomènes glomérulaires,
avec prédominance des lésions épithéliales,
avec prédominance des lésions conjonctives.

3. Néphrites aiguës.

Les néphrites aiguës, épiphénomènes des maladies infectueuses (ex. : pneumonie infectieuse).

Caractères macroscopiques. — Infiltration œdémateuse périphérique; hypertrophie; épaississements, infiltrations, marbrures capsulaires; caractères de la coupe (substance corticale et médullaire, bassinet).

Caractères microscopiques :

   a. Glomérules.

   b. Tubes urinifères (lésions épithéliales, cylindres urinaires).

   c. Charpente conjonctive (V. Anatomie pathologique générale du rein).

Importance des lésions glomérulaires. — Lésions de la capsule et de son revêtement épithélial; des anses vasculaires (atrophie par suite d'hyperplasie conjonctive interstitielle); diminution de la perméabilité: transformation du glomérule en nodule fibreux (explication des accidents urémiques).

4. Nèphrites chroniques.

Gros rein blanc et petit rein blanc de l'homme. — **Mal de Bright.**
— Connaissance imparfaite de cette maladie chez les animaux.

PATHOGÉNIE DES NÉPHRITES CHRONIQUES.

Caractères macroscopiques. — Rein vu dans son ensemble; rein vu
sur la coupe (ratatinement, consistance, couleur, etc.).

Caractères microscopiques. — Néphrite interstitielle et parenchymateuse, avec prédominance de la première.

 a. Lésions épithéliales et glomérulaires.

 b. Lésions interstitielles ou de la charpente conjonctivo-vasculaire.

5. Néphrites toxiques expérimentales ou accidentelles.

Considérations générales. — Néphrite cantharidienne; empoisonnement par le phosphore, l'arsenic, le plomb; intoxication par les tour-
teaux de coton; maladie des pulpes, etc.

6. Néphrites purulentes. Abcès métastatiques du rein (gourme,
 pyohémie, etc.).

Modes variables d'infection du rein : embolies bactériennes; **pyélo-
néphrite ascendante.**

 a. Caractères et évolution des abcès emboliques. — Abcès miliaires de
  l'infarctus; foyers purulents (pyonéphrose); caractères variables du pus; ouverture des abcès dans le bassinet.

 b. Caractères des pyélo-néphrites. — *Bactériologie :* Observations de
  Cadéac et Morot (bacille pyocyanique), de Masselin et Porcher, de Lignières et Petit (streptocoque, observ. inéd.).
  — *Histologie pathologique :* Sclérose médullaire et corticale;
  leucocytose en foyer ou en infiltration; ectasie du tube urinifère distendu par le pus (Besnoit). — Lésions du bassinet
  et de l'uretère.

7. Hydronéphrose.

Hydronéphrose succédant à la ligature de l'uretère, à sa compression (tumeur) ou obstruction (calcul).

Caractères macroscopiques généraux.

Caractères microscopiques. — Distension kystique de la capsule de Bowman; refoulement du bouquet glomérulaire; atrophie épithéliale; œdème conjonctif.

80ᵉ LEÇON.

Anatomie pathologique de l'appareil urinaire.

III. Lésions du rein (*suite*) : *Dégénérescences.* — *Atrophie sénile.* — *Lithiase.* — *Lésions parasitaires.* — *Tuberculose.* — *Kystes.* — *Tumeurs.* — Lésions de la vessie et de l'urèthre. — Lésions des capsules surrénales.

1. **Dégénérescences du rein :**

   a. Dégénérescence graisseuse aiguë (empoisonnement par le phosphore).

   b. Dégénérescence amyloïde. Caractères macroscopiques (consistance, coloration, réaction de l'iode, etc.).

Histologie pathologique : Parties intéressées par la dégénérescence : Anses vasculaires des glomérules, membrane propre des tubes, tissu conjonctif. — Rétrécissement consécutif et oblitération des vaisseaux. — Lésions concomitantes des épithéliums.

2. **Atrophie sénile du rein.**

Sa nature bénigne; sa fréquence chez les chiens âgés (recherches de Porcher). — *Caractères macroscopiques* (atrophie, dépressions cicatricielles, foyers fibreux nodulaires, kystes) — *Caractères microscopiques.* — Endartérite et périartérite; altérations microkystiques; atrophie canaliculaire; cylindres hyalins; kystes; adénomes (Sabourin).

Pathogénie de l'atrophie sénile. Hypothèse des infections multiples (Porcher). Foyers phagocytaires du rein sénile venant à l'appui de cette opinion.

3. Lithiase rénale.

Sa fréquence (trouvaille d'autopsie). — Sables, gravelle, graviers, calculs. — Poids et composition des calculs (calculs uratiques, calcaires, oxaliques). — Atrophie excentrique du rein. — Kystes.

Pathogénie. — Rôle prétendu de l'alimentation. — Opinion générale de Galippe (V. foie, glandes salivaires).

4. Lésions parasitaires du rein.

Eustrongle géant (chien); lésions déterminées par ce parasite.

Sclérostome armé (cheval): Embolies des divisions de l'artère rénale; infarctus aseptique du rein.

Nématodes divers (tubercules du rein).

Echinocoques (ruminants); *coccidies* (oiseaux), etc.

5. Tuberculose rénale.

Fréquence chez le chien (Cadiot). — Évolution des granulations tuberculeuses dans la charpente conjonctive du rein. — Tubercules caséeux du rein. — Recherches de Borrel sur la tuberculose rénale.

6. Kystes du rein.

a. *Kystes développés dans les tubes* (néphrite chronique, sclérose du rein). — Mode de formation. — Siège et caractères généraux (dimensions; structure : paroi et contenu).

b. *Kystes développés dans les capsules.* — Vestige du bouquet glomérulaire. — Épaississement capsulaire et néphrite interstitielle périphérique. — Altération microkystique du rein sénile.

c. *Véritables dégénérescences kystiques du rein* : Dimensions considérables des kystes uni ou multiloculaires. — Composition du contenu. — Structure de la paroi kystique et du parenchyme inter-kystique.

7. Tumeurs du rein (Généralités).

APPAREIL EXCRÉTEUR DE L'URINE : URETÈRE, VESSIE, URÈTHRE.

1. **Préambule d'histologie normale.**

2. **Lésions inflammatoires de la vessie : Cystites.**

Pathogénie (empoisonnements, lésions de propagation, calculs, cathéthérisme, etc.).

Formes : catarrhale, pseudo-membraneuse, ulcéreuse, etc.

Caractères macroscopiques de la vessie et de l'urine.

Caractères microscopiques : lésions de l'épithélium et du chorion.

Cystite hémorragique ou hématurie essentielle des bêtes bovines. — Intensité du processus inflammatoire.

2. **Calculs vésicaux.**

Primitifs ou diathésiques; secondaires, d'ordre microbien. — Pathogénie. — *Caractères* (nombre, volume. poids, forme, composition chimique).

4. **Rupture de la vessie.**

5. **Tumeurs de la vessie.**

Généralités.

6. **Lésions du canal de l'urèthre.**

Vices de conformation. — *Lésions traumatiques et inflammatoires* (uréthrites aiguë, chronique, granuleuse). — *Calculs* (chez nos différents animaux domestiques). — Tumeurs.

81ᵉ LEÇON.

Anatomie pathologique de l'appareil génital mâle.

———

Lésions du testicule et de ses enveloppes. — Lésions du cordon testiculaire. — Lésions du pénis et du fourreau, de la prostate et des glandes de Cowper.

1. Considérations anatomiques.

2. Lésions du testicule et des enveloppes testiculaires :

a. ATROPHIE testiculaire. — HYPERTROPHIE compensatrice.

b. CRYPTORCHIDIE. — Caractères du ou des testicules ectopiés.

c. LÉSIONS INFLAMMATOIRES. SARCOCÈLE.

1. *Superficielles ou du scrotum* (furoncles, eczéma, etc.).

2. *Profondes* (vaginalites, orchites, épididymite).

Épididymite expérimentale (Malassez et Terrillon).

Orchites aiguës, suppuratives, infectieuses (tuberculose, morve). — Caractères macroscopiques et microscopiques. Vaginalites pseudo-membraneuses secondaires.

d. HYDROCÈLE. HÉMATOCÈLE.

e. TUMEURS DU TESTICULE : Généralités.

3. Lésions du cordon testiculaire.

a. CHAMPIGNON OU FUNICULITE.

Variétés (extra et intra-scrotale, extra ou intra-inguinale, abdominale). — *Caractères macroscopiques et microscopiques. Pathogénie :* Rôle du *botryomyces equi.*

b. Varicocèle ou cirsocèle.

c. Étranglement du cordon.

4. **Lésions du pénis et du fourreau :**

    a. Lésions traumatiques (hématomes); *plaies; corps étrangers* (cal-
culs).

    b. Engorgements. OEdème du fourreau.

    *c. Lésions inflammatoires du fourreau et du pénis : Acrobustite, balanite,
balano-posthite.* — Généralités.

    d. Phimosis et paraphimosis. — *Paralysie* pénienne (paraphimosis
du cheval).

    e. Tumeurs du fourreau et de la verge : Généralités.

    f. Lésions spécifiques de la dourine (ecchymoses, papules, pustules,
érosions, infiltrations inflammatoires, adénopathies), *et du
horse-pox.*

5. **Lésions de la prostate et des glandes de Cowper :**

    a. Prostatite aiguë, chronique, suppurative.

    b. Hypertrophie de la prostate.

    c. Tumeurs de la prostate.

    d. Lésions inflammatoires des glandes de Cowper.

82ᵉ LEÇON.

Anatomie pathologique de l'appareil génital femelle.

I. Lésions de l'ovaire et de l'oviducte : *Corps jaunes.* — *Hémorragies ovariennes.* — *Ovarites et salpingo-ovarites.* — *Tuberculose.* — *Kystes ovariens et para-ovariens.* — *Tumeurs.* — Lésions de l'utérus : *Lésions traumatiques.* — *Corps étrangers.* — *Métrorragie.* — *Renversement et torsion.*

1. **Lésions de l'ovaire et de l'oviducte.**

   a. Histologie normale.

   b. Formation et évolution des corps jaunes.

   c. Hémorragies ovariennes.

   d. Lésions inflammatoires : Ovarites aiguës, chroniques (secondaires aux métrites, péritonites, etc.). — Salpingo-ovarites.

   e. Tuberculose de l'ovaire et de l'oviducte.

   f. Kystes ovariens et para-ovariens :

   Variétés : Kystes ovariens uni et multiloculaires, dermoïdes, séreux, albumineux, colloïdes, hémorragiques.

   Caractères macroscopiques et microscopiques.

   Pathogénie des kystes de l'ovaire (Kokitansky, Malassez et de Sinety).

   Kystes para-ovariens; caractères, pathogénie.

   g. Tumeurs ovariennes autres que les kystes : généralités.

2. **Lésions de l'utérus :**

    a. Préambule d'histologie normale.

    b. Lésions traumatiques se rattachant au *part.*

    c. Corps étrangers (fœtus momifiés [Jacotin]; tumeurs pédiculées ou libres).

    d. Métrorragie. — Métrorragie spontanée. — Métrorragie secondaire (métrite, tuberculose, tumeurs, etc.).

    e. Renversement et torsion de l'utérus.

83ᵉ LEÇON.

Anatomie pathologique de l'appareil génital femelle.

———

II. Lésions de l'utérus (*suite*). — *Métrites aiguës, chroniques, infectieuses.* — *Métro-péritonite.* — *Tuberculose utérine.* — *Tumeurs de l'utérus.* — Lésions du vagin et de la vulve. — Lésions des mamelles : *Congestion, mammites, tuberculose, tumeurs.*

f. Lésions inflammatoires de l'utérus :

1. — *Métrites aiguës.* — *Métro-péritonites infectieuses.*

Modes d'infection de la muqueuse utérine (parturition, avortement, maladies infectieuses, propagation d'une inflammation de voisinage). — Métro-péritonite de la septicémie puerpérale. — Altérations concomitantes de cette dernière (lésions de la septicémie ou de la pyohémie).

Caractères macroscopiques et microscopiques des métrites. — Examen des différentes tuniques et du contenu du viscère.

2. — *Métrites chroniques.*

Hydrométrite. — Pyométrite.

Caractères de la muqueuse. — Épaississements, fongosités, hypertrophie glandulaire, etc.

 g. Tuberculose de l'utérus. — Répartition des lésions; siège; caractères.

 h. Tumeurs de l'utérus. — Généralités. — Importance dans les dystocies.

3. Lésions du vagin et de la vulve.

   a. PRÉAMBULE D'ANATOMIE MICROSCOPIQUE.

   b. LÉSIONS DE LA VULVE. — *Lésions traumatiques :* Thrombus, déchirures. — *Lésions inflammatoires* (vulvites catarrhale, phlegmoneuse). — *Lésions spécifiques et éruptives* (fièvre aphteuse, horse-pox, dourine).

   c. LÉSIONS DU VAGIN. — *Lésions traumatiques.* — *Lésions de complication* des précédentes (hernie de la vessie, de l'intestin ; phlegmon du bassin ; péritonite ; occlusion vaginale ; fistules recto et vésico-vaginales). — *Lésions inflammatoires* (vaginites aiguës et chroniques, phlegmoneuse). — *Lésions spécifiques* (dourine, horse-pox). — *Renversement du vagin.*

   d. TUMEURS DE LA VULVE ET DU VAGIN. — Généralités.

4. Lésions des mamelles.

   a. PRÉAMBULE D'ANATOMIE MICROSCOPIQUE.

   b. CONGESTION DE LA MAMELLE. — *Caractères macroscopiques et microscopiques* (état du réseau capillaire ; ruptures vasculaires et effractions intra-alvéolaires ; explication du mélange du sang au lait).

   c. LÉSIONS INFLAMMATOIRES. — MAMMITES.

   1. *Classification :*

Division en aiguës et chroniques. — Division suivant le siège (mammites épithéliales ou parenchymateuses, m. interstitielles). — Division d'après le mode d'infection (m. lymphogènes, hématogènes, galactogènes).

   2. *Considérations générales sur la pathogénie des mammites.*

Rôle de l'infection. — Mammite gangréneuse des brebis laitières (Nocard) ; mammite contagieuse des vaches laitières (Nocard et Mollereau). Mammites lymphogènes, hématogènes et galactogènes (Kitt).

   3. *Lésions des mammites aiguës.*

16.

1° *Mammite interstitielle.* — Inoculation dans les espaces lymphatiques. — Hypérémie; afflux leucocytaire; abcédation. — Caractères macroscopiques et microscopiques.

2° *Mammite parenchymateuse.* — Inoculation au niveau de l'appareil excréteur. — Le lait, milieu de culture. — Altérations épithéliales (prolifération, desquamation, nécrose). — Exsudat inflammatoire. — Modifications concomitantes du lait.

4. *Lésions des mammites chroniques.*

Mécanisme de la sclérose et de l'atrophie mammaires. — Mammite catarrhale. — Perte progressive de la fonction glandulaire.

Mammite streptococcique de Nocard et Mollereau, étudiée comme type de mammite chronique.

Mammite gangréneuse des brebis laitières, étudiée comme type de mammite suraiguë.

    d. ALTÉRATIONS DU LAIT RÉSULTANT D'UNE PERVERSION DE LA SÉCRÉTION LACTÉE.

    e. TUBERCULOSE MAMMAIRE (vache). — Importance de la tuberculose mammaire. — Son degré de fréquence.

        Caractères macroscopiques. — Lésions de début : granulations miliaires. — Noyaux caséeux ou caséo-crétacés de la glande anciennement envahie. — Sclérose progressive.

        Caractères histologiques (Mac Fadyean, 89) : Épaississement, infiltration leucocytaire et hyperplasie des parois conjonctives ; inflammation catarrhale des culs-de-sac ; effractions bacillaires ; altérations des conduits lactifères et du sinus galactophore.

        Lésions des ganglions mammaires.

    f. TUMEURS DE LA MAMELLE. — Généralités.

        Fréquence, en particulier chez la chienne et la vache. — Principales variétés de tumeurs rencontrées dans la mamelle. — Lésions parenchymateuses et interstitielles de la mamelle liées au développement des néoplasmes.

84ᵉ LEÇON.

Anatomie pathologique des appareils de la vision et de l'audition.

___

I. Lésions du globe oculaire. — *Lésions de la cornée, de la sclérotique, de la choroïde et de l'iris, du cristallin, du corps vitré, de la rétine et du nerf optique. — Fluxion périodique. — Hydrophtalmie, panophtalmie, exophtalmie. — Tuberculose. — Tumeurs.*

1. **Lésions de la cornée. Kératites.**

    a. *Histologie normale de la cornée.*

    b. *Division des kératites* (k. superficielles, parenchymateuses, profondes, suppuratives, ulcéreuses, etc.).

    c. *Caractères macroscopiques des kératites.* — K. simple, suppurative, ulcéreuse. — Mécanisme des ulcérations. — Complication des ulcérations (hernie de la membrane de Descemet, de l'iris ; straphylome). — Taches cornéennes (néphélion, albugo, leucome).

    d. *Caractères microscopiques.* (V. Inflammation expérimentale : 39ᵉ leçon.)

    Kératite épizootique des ruminants.

2. **Lésions de la sclérotique.**

3. **Lésions de la chloroïde et de l'iris. Fluxion périodique.**

    a. *Choroïdite, cyclite, iritis.* — Définition.

    Formes diverses de l'iritis (séreuse, suppurative, hémorragique, etc.).

    Caractères macroscopiques de l'iritis.

b. Fluxion périodique. — Recherches de Hocquard et Bernard (irido-choroïdite). — Recherches de Rolland (iritis à synéchie).

Lésions macroscopiques et microscopiques des tuniques et milieux de l'œil aux différentes périodes de la maladie. — Lésions concomitantes des organes annexes du globe.

c. Choroïdite disséminée ou atrophique de Nicolas et Fromaget (1898). — Caractères des plaques scléreuses choroïdiennes.

d. Choroïdite tuberculeuse (veau).

e. Tumeurs de la choroïde. — Nature. — Évolution. — Accroissement.

4. Lésions du cristallin.

a. Structure normale.

b. Luxations.

c. Cataractes :

α. *Cataractes capsulaires ou fausses-cataractes.*

β. *Cataractes lenticulaires ou vraies.* — Variétés diverses (périphérique, centrale, molle, dure, calcaire, etc.).

Pathogénie. — C. congénitales. — C. acquises (traumatiques, séniles, arthritiques, fluxionnaires, etc.)

Caractères macroscopiques et microscopiques des cataractes.

5. Lésions du corps vitré.

Hyalitis. — Sclérose du corps vitré.

Synchisis. — Variété étincelante (à paillettes de cholestérine).

Opacités. — Troubles poussiéreux, filamenteux, hémorragiques, membraneux. — Leur signification.

6. Lésions de la rétine et du nerf optique.

Névrite optique (ascendante, descendante).

Papillites. — Névro-rétinites. — Sclérose papillaire.

Atrophie du nerf optique. — Cataracte, fluxion, etc.

Atrophie papillaire (constatable à l'ophtalmoscope). — Signification des anciens termes : amblyopie, amaurose.

Décollement de la rétine.

7. Hydrophtalmie.

Inflammation de la membrane de Descemet. — Caractères de l'humeur aqueuse. — Atrophie irienne.

8. Panophtalmie (Ophtalmie traumatique, phlegmon de l'œil).

Lésions traumatiques. — Ulcérations cornéennes. — Transformation de la chambre antérieure en cavité bourgeonnante. — Destruction purulente du cristallin, du vitré, etc. — Ophtalmie sympathique.

9. Exophtalmie.

Luxation, hernie du globe. — Pathogénie. — Altérations.

10. Parasites du globe oculaire.

Filaires de l'humeur aqueuse. — Troubles variables déterminés par leur présence.

Cysticerques ladriques (porc).

11. Tuberculose oculaire.

Généralités.

12. Tumeurs du globe oculaire.

Tumeurs bénignes et tumeurs cancéreuses. — Généralités.

85ᵉ LEÇON.

Anatomie pathologique des appareils de la vision et de l'audition.

II. LÉSIONS DES ORGANES ANNEXES DU GLOBE : *Paupières, corps clignotant, conjonctive, appareil lacrymal, muscles.* — LÉSIONS DE L'APPAREIL AUDITIF : *Oreille externe, oreille moyenne, oreille interne.*

1° LÉSIONS DES PAUPIÈRES :

Blépharites (muqueuse, cutanée, ciliaire). — Phlegmon. — Ankyloblépharon. — Symblépharon. — Trichiasis. — Chémosis. — Entropion. — Ectropion. — Tumeurs.

2° LÉSIONS DU CORPS CLIGNOTANT :

Inflammation ; nécrose ; tumeurs.

3° LÉSIONS DE LA CONJONCTIVE :

Ptérygion. — Pinguecula. — Lésions inflammatoires : *Conjonctivites* catarrhale, purulente, infectieuse, diphtéritique, granuleuse.

4° LÉSIONS DE L'APPAREIL LACRYMAL :

a. *Glande lacrymale.* — Épiphora ou larmoiement. — Mécanisme. — Hypérémie réflexe (fièvre typhoïde du cheval, peste bovine, etc.).

Inflammation (dacryoadénite). — Fistules. — Tumeurs.

b. *Caroncule.* — Encanthis (chien).

c. *Voies lacrymales.* — Disposition normale. — Lésions inflammatoires et oblitération.

d. *Muscles moteurs.* — Strabisme. — Paralysie totale. — Paralysie partielle. — Recherche de la lésion nerveuse.

Lésions de l'appareil auditif.

1° Considérations anatomiques et histologiques.

2° Lésions de l'oreille externe. — Lésions traumatiques (hématome, abcès, nécrose, chancre). Lésions inflammatoires :

Otite externe aiguë.

Otite externe chronique (catarrhe auriculaire).

Otites parasitaires. — Gale symbiotique des carnassiers. — Gale psoroptique des rongeurs.

3° Lésions de l'oreille moyenne.

Otite moyenne. — Caractères et gravité. — Propagation possible de l'inflammation à la poche gutturale. (Pour cette dernière, V. Appareil respiratoire).

4° Lésions de l'oreille interne.

Généralités. — Lésions traumatiques. — Otite interne.

86ᵉ LEÇON.

Anatomie pathologique du système nerveux.

I. ANATOMIE PATHOLOGIQUE GÉNÉRALE DU SYSTÈME NERVEUX. — *Texture des centres et systématisation de la moelle. — Dégénérescence et régénération nerveuses, en général. — Dégénérescences systématiques de la moelle. — Considérations générales sur les lésions élémentaires des centres nerveux.* — LÉSIONS DES MÉNINGES ENCÉPHALO–RACHIDIENNES.

1. **Texture des centres. Systématisation de la moelle.**

Rappel de données indispensables d'anatomie microscopique. — Interprétation de schémas indiquant la systématisation de la moelle et la destination des cordons blancs. (Introduction à l'étude des dégénérescences systématiques, au moins expérimentalement déterminées par les physiologistes chez les animaux.)

2. **De la dégénérescence et de la régénération nerveuses, en général. — Dégénérescences systématiques de la moelle.**

Fibres nerveuses et centres trophiques. — Définitions de la dégénérescence wallérienne (Waller, 1852) et de la régénération.

    a. Analyse histologique de la dégénérescence. — Mort du cylindre-axe. — Son action irritante sur les cellules qu'il traverse (cellules de Vignal). — Travail de prolifération. — Lésions des gaines cylindre-axiles. — Fragmentation de la myéline, puis du cylindre-axe. — Résorption de la myéline. — Conservation de la gaine de Schwann et d'un protoplasma plurinucléé.

    b. Analyse histologique de la régénération. — Végétation cylindre-axile centrale. — Formation du segment intermédiaire cicatriciel. — Progression des cylindres-axes dans les anciennes gaines de Schwann. — Régénération progressive des différentes autres gaines. — Vitesse de la régénération (Vanlair). — Procédés pour la hâter.

c. *Les centres trophiques et la direction de la dégénérescence.* — Importance de l'étude des dégénérescences pour établir le trajet des fibres nerveuses dans les cordons médullaires.

d. *Dégénérescences systématiques de la moelle.* — Revenir aux schémas de la texture des centres nerveux. — Montrer et expliquer la dégénérescence des faisceaux pyramidaux direct et croisé à la suite d'une lésion cérébrale (dégénérescence descendante). — Dégénérescence des conducteurs de la sensibilité, consécutivement à la section d'un nerf sensitif entre le ganglion rachidien et la moelle (dégénérescence ascendante). — Dégénérescences ascendante et descendante succédant à la section de la moelle ou à tout processus destructif (Exemple : myélite hémorragique).

3. Considérations générales sur les lésions élémentaires des centres nerveux.

Lésions aiguës des foyers de ramollissement. — Lésions chroniques des foyers de sclérose.

a. *Lésions des cellules nerveuses en particulier.* — Atrophie pigmentaire. — Dégénérescence graisseuse. — État vacuolaire. — Impossibilité de la réaction défensive.

b. *Lésions des fibres nerveuses.* — V. plus haut.

c. *Lésions de la névroglie.* — Étude de son rôle dans les processus d'inflammation interstitielle et de sclérose. — La sclérose provient-elle d'une hyperplasie névroglique ou bien conjonctive ? — Existence, dans les centres, de tissu conjonctif périvasculaire, émané de la pie-mère. — Possibilité pour ce tissu conjonctif de s'hyperplasier. — Conclusion.

Pathogénie des lésions nerveuses. — Généralités. — Nutrition des centres nerveux. — Effets de la thrombose et de l'embolie (foyer de ramollissement). — Altérations dégénératives des cellules nerveuses dans les empoisonnements, intoxications, maladies infectieuses. — Actions traumatiques portant sur les centres. Lésions consécutives.

Lésions des méninges encéphalo-rachidiennes.

Considérations générales sur les méninges. — Association ordinaire, chez nos animaux, des lésions méningées aux lésions des centres.

Méningo-encéphalite et méningo-myélite. — Ce qu'on sait de ces affections au point de vue anatomo-pathologique. — Pachyméningites. — Leptoméningites.

Tumeurs des méninges rachidiennes : Généralités.

87ᵉ LEÇON.

Anatomie pathologique du système nerveux.

II. Lésions des centres nerveux :

> A. Cerveau : *Congestion. — Apoplexie. — Encéphalites. — Hydropisie ventriculaire. — Lésions parasitaires. — Tumeurs.*

> B. Moelle : *Congestion. — Myélites.*
> Lésions du système nerveux périphérique.

A. Lésions du cerveau.

1° Congestion cérébrale.

Caractères macroscopiques et microscopiques de la congestion et de l'hémorragie (apoplexie). — Condition prédisposante à l'hémorragie réalisée par la dégénérescence graisseuse des vaisseaux (mal. infectieuses).

Oblitérations emboliques des artères cérébrales. — Embolies gazeuses (pénétration de l'air dans le système veineux : saignées) ; graisseuses (fractures), fibrineuses, etc. — Richesse anastomotique des artères cérébrales. — Infarctus cérébral et apoplexie punctiforme. — Foyer de ramollissement.

2° Encéphalites.

Division en primitives et secondaires (gourme, pneumonie, pyohémie, etc.). — Encéphalites purulentes et abcès cérébraux ; mode de production ; caractères généraux. — Méningo-encéphalite aiguë. — Méningo-encéphalite chronique.

Hydropisie ventriculaire. — Lésions atrophiques des corps striés (immobilité). — État des plexus choroïdes.

3° LÉSIONS PARASITAIRES DU CERVEAU.

    a. Cœnurose. — Généralités. — Évolution du cœnurus cerebralis.
— Espèces atteintes. Localisation de l'hydatide. — Lésions
atrophiques du cerveau et du crâne. — Cœnures intra-ven-
triculaires. — Cœnures médullaires.

    b. Larves d'œstres.

    c. Cysticerques.

    d. Échinocoques.

    e. Sclérostomes.

Considérations très générales sur ces derniers parasites et les lésions
qu'ils peuvent déterminer dans le cerveau.

    4° *Tuberculose cérébrale.*

    5° *Tumeurs du cerveau.*

Tumeurs des *plexus choroïdes* (myxomes à paillettes de cholestérine).
— Tumeurs des *parois* cérébrales. — Symptômes significatifs généralement provoqués par le développement de ces tumeurs. — Régions
intolérantes et tolérantes de Jaccoud.

B. Lésions de la moelle épinière.

1° CONGESTION DE LA MOELLE.

Généralités. — La congestion de la moelle (Trasbot) et l'hémoglo-
binémie paroxystique (Lucet) sont-elles une seule et même affection?
État actuel de la question. — Caractères macroscopiques et microscopiques de la congestion médullaire.

2° MYÉLITES.

Division.

    a. Myélites systématiques avec dégénérescence ascendante et des-
cendante (V. précédente leçon).

    b. Myélites diffuses. — Foyers de ramollissement : ramollissement
blanc ; ramollissement rouge ou apoplectiforme, — Myélite
interstitielle diffuse (Barrier et Weber, 84).

Lésions médullaires de la dourine : (Myélite hémorragique.)

Lésions médullaires de la rage.

Lésions médullaires de la tremblante du mouton.

C. Lésions du système nerveux périphérique.

Névrites parenchymateuses et interstitielles (V. Névromes : 47ᵉ leçon).

Dégénérescence et régénération (V. leçon précédente).

88ᵉ LEÇON.

Anatomie pathologique de la peau et de ses annexes.

———

I. Anatomie pathologique générale. — *Lésions élémentaires primi-*
tives (boutons, taches, papules, phlyctènes, bulles, vésicules,
pustules, tubercules) et secondaires (exulcérations, gerçures,
crevasses, ulcérations, croûtes, squames, cicatrices, excrois-
sances). — Altérations du système pileux et des glandes
sudoripares et sébacées.

1. Considérations d'histologie normale.

Rappeler brièvement la structure du derme et de l'épiderme, les
modes de vascularisation de la peau et de nutrition de l'épiderme ; le
mécanisme intime de la kératinisation.

2. Lésions élémentaires primitives de la peau.

a. Boutons œdémateux. — Échauboulure, anasarque.

b. Taches pigmentaires. Mélanose ; — *hématiques :* Pétéchie, ecchymose ; — *congestives :* érythème.

c. Papules.

d. Phlyctènes et bulles. — Caractères communs et différentiels. —
Structure. — Pathogénie : brûlures, frictions vésicantes
fièvre aphteuse, etc.

e. Vésicule. — Processus histologique de sa formation, au sein
du corps muqueux de Malpighi (eczéma).

f. Pustule (clavelée). — Caractères particuliers ; mode de formation. — Ombilication des pustules : vaccine. — Opinions

diverses expliquant cette ombilication. — Évolution ultérieure de la pustule : Suppuration dermique. — Cicatrice
indélébile.

g. *Tubercules* (tuberculose).

h. *Furoncles*) javart cutané).— Évolution.

3. **Lésions secondaires de la peau.**

i. *Exulcérations.* — Fièvre aphteuse, eczéma.

j. *Excoriations* (gales).

k. *Gerçures et crevasses.*

l. *Ulcérations* (farcin).

m. *Croûtes.* — Caractères des croûtes tenant à la coloration et à
la consistance : exemples.

n. *Squames.*

o. *Cicatrices.*

p. *Excroissances.*

4. **Altérations générales des poils.**

a. Augmentation de la coloration.

b. Diminution de la coloration : Canitie **physiologique et mor-**
bide.

c. Hypertrophie : hypertrichose (eczéma).

d. Atrophie.

e. Alopécie : partielle, généralisée.

5. **Altérations de la sécrétion sudorale.**

Éphidrose. — Anidrose. — Chromidrose. — Hématidrose.

6. **Altérations de la sécrétion sébacée.**

Séborrhée. — Astéatose. — Acné. — Kystes sébacés.

89ᵉ LEÇON.

Anatomie pathologique de la peau.

II. *Lésions congestives de la peau.* — *Lésions inflammatoires et spécifiques : Dermatites diathésiques et microbiennes.*

1. Lésions congestives de la peau. Érythèmes.

Considérations générales sur le mode de vascularisation de la peau.

État congestif. — Réplétion vasculaire ; infiltration leucocytaire et plasmatique (œdémateuse) du derme. — Hémorragies capillaires. — Lésions épidermiques résultant de l'état congestif. — Lésions des organes annexes : glandes, poils.

Pathogénie des congestions cutanées. — Rubéfaction expérimentale.

Erythème des *maladies rouges* du porc.

2. Lésions inflammatoires diathésiques. — Eczémas.

Définition. — Caractères anatomiques généraux des *éruptions eczémateuses* chez nos différents animaux domestiques. — Examen des formes aiguës et chroniques, humides et sèches. — Impétigo. — Psoriasis. — Pityriasis.

3. Dermatites microbiennes.

Généralités sur la *circulation lymphatique* de la peau.

Inoculations microbiennes expérimentales et accidentelles. — Localisations secondaires des maladies infectieuses. — Considérations générales sur les altérations destructives résultant de l'inoculation ou de la localisation microbienne.

Étudier, au point de vue de leurs caractères anatomiques, en tant que *dermatites microbiennes* :

a. Les lésions de la *morve* cutanée.

b. Celles de la *tuberculose* et de l'*actinomycose*.

c. Celles du *horse-pox* et du *cow-pox*.

d. Celles de la *clavelée*.

e. Celles de la *fièvre aphteuse*.

f. Celles de la «*maladie*» *des chiens*.

—————

90ᵉ LEÇON.

Anatomie pathologique de la peau.

III. *Lésions parasitaires : Dermatozoonoses et dermatomycoses ou teignes.*

A. Dermatozoonoses.

1° Lésions produites par les diptères à l'état d'insectes parfaits. Généralités.

2° Lésions produites par des diptères larvaires.

Larves des *œstridés cuticoles*. — Considérations générales sur leur évolution.

Tumeurs à hypoderme du bœuf et du cheval.

3° Lésions des phtiriases. Généralités.

4° Lésions des acariases :

a. *Gales sarcoptiques.* — Sarcoptidés psoriques : sarcoptes, psoroptes, chorioptes. — Siège de prédilection et altérations résultant de la présence de ces parasites à la surface ou dans la profondeur de la peau, chez nos différents animaux domestiques.

b. *Gales démodéciques.* — Généralités.

Gale démodécique du chien. — Caractères macroscopique et microscopiques des lésions. — Pseudo-tuberculose de M. Laulanié.

5° Helminthiases cutanées du cheval :

a. Boutons hémorragiques.

b. Plaies d'été ou dermite granuleuse.

6° Psorospermose cutanée (oiseaux).

B. Dermatcmycoses ou teignes.

Généralités sur les dermatophites. — *Caractères anatomiques généraux :* — Tubes et spores. — Mode de végétation. — Siège : Épiderme et ses dérivés; poils. — Recherches des champignons des teignes. — Possibilité de leur culture en bouillons ou sur milieux solides.

Lésions de la teigne tonsurante : Trichophyton. — Espèces atteintes. — Caractères macroscopiques et siège des lésions. — Caractères microscopiques des poils et des croûtes. — Théories de la pénétration de Unna et de Balzer. — Trichophyton tonsurans et trichophyton épilans. — Identité ou dualité ?

Lésions de la teigne faveuse : Achorion Schœnleini. — Espèces atteintes. — Caractères macroscopiques et siège des lésions. — Mode de formation du godet favique; mécanisme de la pénétration du champignon dans le poil.

Autres dermatomycoses des animaux.

EXERCICES PRATIQUES D'HISTOLOGIE NORMALE

HISTOLOGIE GÉNÉRALE

ANATOMIE MICROSCOPIQUE ET EMBRYOLOGIE

(15 séances de 3 heures)

EXERCICES PRATIQUES D'HISTOLOGIE NORMALE.

Considérations préliminaires.

Ces exercices ont pour but :

1° D'apprendre aux élèves à se servir du microscope ;

2° De les initier à la technique histologique, dans ce qu'elle offre de fondamental ;

3° De leur donner une connaissance pratique de la structure des principaux tissus et organes.

Quinze séances de trois heures ont paru nécessaires, chacune d'elles comprenant, d'une manière générale, les trois parties suivantes :

1ʳᵉ partie. — Conférence *pratique* sur les *procédés de technique* utilisés pour la préparation des éléments ou tissus qu'il s'agit d'examiner.

2ᵉ partie. — Manipulations des élèves.

3ᵉ partie. — Étude de préparations nombreuses et bien faites, se rapportant à l'objet de la séance et provenant des collections du service.

(V. les considérations préliminaires des exercices pratiques d'histologie pathologique.)

1ᵉ SÉANCE.

Conseils généraux relatifs au maniement du microscope.— Méthodes de dissociation et de coloration. — Montage et conservation des préparations histologiques. — Étude pratique de la Cellule.

1. **Description du microscope.**

(On montrera différents modèles.)

    a. Partie mécanique (pied, platine, valets, réflecteurs, diaphragmes, tube, vis micrométrique, crémaillère, etc.).

    b. Partie optique (objectifs à sec et à immersion; oculaires).

    c. Parties accessoires (condensateur d'Abbe, revolver porte-objectifs, chambre claire, etc.).

2. **Maniement du microscope.**

Choix de l'objectif et de l'oculaire. — Grossissement. — Éclairage direct et oblique.

La mise au point : Nettoyage des oculaires et objectifs, du tube et de la douille; — fonctionnement de la vis micrométrique; — déplacement de la préparation.

3. **La verrerie.**

Lames et lamelles. — Conservation et nettoyage.

4. **Méthodes de dissociation.**

    a. Mécaniques : Raclage; écrasement; dissociation à l'aide des aiguilles.

    b. Chimiques : Sérum iodé; préparation, mode d'action. — Alcool au 1/3 de Ranvier. — Acide chromique et chromates faibles. — Acides azotique et sulfurique. — Potasse à 40 p. 100, etc.

5. Méthodes de coloration.

Picro-carmin de Ranvier. Coloration simple, coloration double. Hématoxyline et hématéïne. Principales couleurs d'aniline utilisées en histologie. Différents modes d'emploi.

6. Réactifs conservateurs.

Glycérine neutre, glycérine picro-carminée, baume du Canada, etc.

7. Étude pratique d'éléments anatomiques isolés.

Manière de recueillir les cellules sur le porte-objet. — Préparations par frottis. — Fixation (pour les réactifs fixateurs, V. 4ᵉ séance). — Coloration. — Emploi de la *chambre humide* pour la coloration lente. — Montage dans la glycérine et le baume. Méthodes de substitution de la glycérine au picro-carmin. — Conseils relatifs à l'application de la lamelle. — Procédés permettant de chasser l'air des préparations. — Toilette de ces dernières : Absorption de la glycérine en excès; nettoyage. — Lutage des préparations : Paraffine, bitume, etc. — Étiquetage des préparations. — Conservation dans des boîtes particulières.

8. Manipulations des élèves.

Préparation des épithéliums buccal, trachéal, intestinal, vésical, hépatique, etc.

9. Étude de préparations provenant des collections du service et se rapportant à l'objet de la présente leçon.

2ᵉ SÉANCE.

Étude du tissu conjonctif et des membranes séreuses.

1. **Démonstration sur les procédés de technique utilisés pour l'étude du tissu conjonctif et des membranes séreuses.** — (On opérera sous les yeux des élèves.)

   a. *Procédés applicables au tissu conjonctif* : Boules d'œdème à l'acide osmique, au picro-carmin, au nitrate d'argent, à l'éosine. — Procédés permettant de mettre en évidence les différents éléments du tissu conjonctif.

   b. *Procédés applicables aux membranes séreuses* : Procédés d'extension. — Coloration au picro-carmin. — Méthode de Ranvier permettant de révéler la substance fondamentale. — Technique des imprégnations argentiques applicables à l'étude de l'endothélium.

2. **Manipulations des élèves.**

   Préparations de tissu conjonctif provenant des boules d'œdème ci-dessus mentionnées. — Action de divers réactifs (acide acétique, etc.).

   Préparations de séreuses (imprégnées) par le procédé de la demi-dessiccation.

3. **Étude de préparations** provenant] des collections du service et se rapportant au tissu conjonctif et aux séreuses : Cellules connectives à prolongements anastomotiques; cellules adipeuses; tissus conjonctifs embryonnaire, muqueux, adulte; charpente conjonctive de différents organes. Choix de préparations destinées à montrer les particularités de structure des membranes séreuses.

3ᵉ SÉANCE.

Méthodes générales de fixation et technique des coupes. — Étude du tissu élastique.

---

1. **Méthodes générales de fixation et de durcissement.**

Nécessité du prélèvement hâtif des tissus à fixer. — Grosseur des fragments et abondance du fixateur. Méthode de la suspension. Méthode du lit d'ouate ou de papier.

Mode d'action des réactifs fixateurs : Coagulation du protoplasma. Déformations et altérations microscopiques en résultant.

Principaux réactifs fixateurs : Alcool. — Acide chromique et chromates; liquide de Müller. Inconvénients des chromates pour la coloration ultérieure. — Acide osmique; modes d'emploi. Liqueur de Flemming. — Acide picrique. — Sublimé. — Sublimé acétique. — Action successive de l'alcool, de la gomme et de l'alcool. Traitement ultérieur des coupes gommées.

2. **Technique des coupes.**

    a. Coupes à main levée. Différentes méthodes.

    b. Coupes au microtome de Ranvier. Insister sur cette méthode (démonstration pratique), la seule directement utilisée par les élèves.

    c. Coupes à la congélation. Démonstration.

    d. Coupes après inclusion dans la paraffine :

Démonstration à la fois théorique et pratique : Partir du fragment fixé et indiquer, montrer même, la série des réactifs dans lesquels il doit séjourner avant d'être plongé dans la paraffine pure. Montrer des fragments au sein de blocs de paraffine et faire, sous les yeux des élèves, des coupes en série. — Traitement ultérieur de ces coupes.

    e. Coupes après inclusion dans le collodion ou la celloïdine.

3. Montage, coloration et conservation des coupes non paraffinées.

Montage des coupes sur la lame. — Procédés divers. — Coloration rapide ou lente, simple, double ou triple. — Procédés de substitution de la glycérine. — Déshydration et montage au baume du Canada. — Avantages et inconvénients des divers procédés.

4. Manipulations des élèves.

Coupes longitudinales et transversales, à l'aide du microtome de Ranvier, de tissu élastique (ligament cervical). — Colorations au picro-carmin, à l'éosine, etc.

5. Étude de préparations de tissu élastique variablement colorées, provenant des collections du service.

4ᵉ SÉANCE.

Étude du tissu fibreux et de ses principales adaptations.

---

1. Procédés de technique.

a. *Procédés applicables à l'étude des tendons.* — Modes d'extraction et d'extension des tendons filiformes de la queue du rat (Ranvier). — Coloration directe et examen. — Imprégnation argentique pour la révélation de l'endothélium surfaciel. — Dissociation à l'aide des aiguilles pour l'étude des cellules tendineuses et de leurs rapports. — Démonstration de l'existence des réseaux élastiques. — Coupes transversales de *tendons composés* pour l'étude des espaces stellaires, de la formation conjonctive cloisonnante et des vaisseaux.

b. *Procédés applicables à l'étude des aponévroses.*

c. *Procédés applicables à l'étude des tissus conjonctifs réticulé, lamelleux et cornéen* (Adaptations du tissu fibreux : V. 8ᵉ leçon).

2. Manipulations des élèves.

a. Dissociation et coloration de tendons de la queue du rat, préalablement fixés par l'acide osmique.

b. Extension, coloration et examen direct de tendons élémentaires fraîchement recueillis.

c. Coupes transversales de tendons composés.

d. Pinceautage et montage de coupes de tissu réticulé.

3. Étude de préparations provenant des collections du service :

Coupes longitudinales et transversales de tendons. — Préparations diverses faites avec les tendons élémentaires de la queue des rongeurs, en vue d'une démonstration complète de leur structure. — Ligament suspenseur du boulet du cheval. — Aponévroses simples et stratifiées. — Choix de préparations sur les tissus conjonctifs réticulé, lamelleux et cornéen, etc.

5ˣ SÉANCE.

Étude des tissus cartilagineux et osseux.

1. **Procédés de technique.**

a. *Tissu cartilagineux*. — Examen du cartilage dans son propre plasma. — Action du sérum iodé, de l'acide osmique, du nitrate d'argent. — Action des matières colorantes : purpurine, carmin, hématoxyline, etc.

b. *Tissu osseux*. — *Périoste*. — *Moelle :*

1° *Tissu osseux adulte* : Coupe d'os compacte; montage direct dans le baume pour l'examen des ostéoplastes. — Emploi du bleu d'aniline pour la mise en évidence des canalicules primitifs. — Coupes d'os décalcifié pour l'étude des ostéoblastes, des fibres de Sharpey, etc.

2° *Périoste* : Décalcification de l'os pourvu de son périoste. Coupes longitudinales et transversales.

3° *Moelle osseuse* : Procédés d'extraction. — Dissociation dans le sérum; coloration par le picro-caomin. — Préparations par frottis; coloration; montage au baume.

2. **Manipulations des élèves.**

Coupes de cartilage hyalin et de cartilage réticulé (épiglotte et cartilage conchinien). — Coupes à la congélation de fibro-cartilage et d'os décalcifié, avec périoste. — Préparations de moelle osseuse.

3. **Étude de préparations provenant des collections du service.**

Tissu fibro-hyalin (nodule sésamoïde du tendon d'Achille de la grenouille) et fibro-cartilage. — Tissus fibreux cartilaginiforme et

18

ossiforme (tendons des oiseaux). — Différentes variétés de cartilage : Cartilage embryonnaire, fœtal, hyalin adulte; cartilage réticulé.
— Coupes d'os en voie de développement. — Coupes d'os adulte non
décalcifié et décalcifié. — Tendons ossifiés. — Préparations de périoste et moelle osseuse. — Coupes des tissus dentaires, etc.

6ᵉ SÉANCE.

Étude du tissu musculaire.

———

1. Procédés de technique.

    a. Tissu musculaire lisse. — Méthodes de dissociation (acide azotique, potasse, etc.). — Imprégnation argentique (artérioles, veinules, vessie de grenouille, etc.). — Coupes pour l'étude des éléments associés.

    b. Tissu musculaire strié. — Procédé de Ranvier : Eau à 55° et dissociation. — Méthodes permettant de déceler le sarcolemme. — Méthodes de coloration pour l'étude du protoplasma et des noyaux. — Méthodes de dissociation pour l'étude des *fibrilles* élémentaires (J. Renaut). — Étude du cloisonnement conjonctif et de la vascularisation des muscles (pièces injectées). — Méthodes spécialement applicables au myocarde.

2. Manipulations des élèves.

    a. Dissociation de fibres musculaires lisses et striées, préalablement fixées et colorées.

    b. Coupes de muscles lisses et striés; coupes de myocarde.

3. Étude de préparations provenant des collections du service.

    Fibrilles élémentaires; — coupes longitudinales et transversales de muscles lisses et striés; — coupes de tissu musculaire injecté pour l'étude du réseau capillaire; — cellules musculaires cardiaques, coupes de myocarde; — tunique musculaire des artères, artérioles, veines; — muqueuses à tunique musculaire, etc.

———

7ᵉ SÉANCE.

Étude des vaisseaux sanguins et lymphatiques.

————

1. Procédés de technique.

  a. Vaisseaux capillaires. — Imprégnation argentique par injection (rein) ou immersion (séreuses), pour l'étude de l'endothélium. — Capillaires embryonnaires et adultes. — Technique des injections à la gélatine colorée : Procédé de Ranvier. Appareil de Latteux. — Méthodes de coloration.

  b. Artérioles; veinules. — Imprégnation; coloration; coupes.

  c. Artères et veines. — Dissociation après macération dans l'acide tartrique (membranes élastiques fenêtrées; cellules rameuses). — Méthodes des coupes pour l'étude des parois artérielles ou veineuses. — Préparation de l'endothélium par imprégnation, desquamation, etc.

  d. Capillaires et troncs lymphatiques. — Méthodes d'imprégnation des fentes, trajets, capillaires lymphatiques. — Méthodes applicables à l'étude des troncs lymphatiques.

  e. Ganglions lymphatiques. — Injection des voies lymphatiques ganglionnaires. — Coupes. — Pinceautage, etc.

2. Manipulations des élèves.

  a. Dissociation d'aorte du lapin, après macération dans l'acide tartrique.

  b. Coupes : Tunique moyenne de l'aorte et artère digitale du cheval.

  c. Pinceautage, montage, coloration de coupes de ganglions lymphatiques, faites à la congélation.

3. Étude de préparations provenant des collections du service.

Préparations de séreuses montrant les capillaires sanguins et lymphatiques imprégnés à l'argent. — Examen des réseaux capillaires des principaux organes injectés à la gélatine carminée (peau, muqueuses, poumon, foie, rein, ovaire, muscles, etc.). — Choix de préparations destinées à montrer la structure des artères et des veines (éléments dissociés; coupes longitudinales et transversales). — Coupes de tissus dans lesquelles se rencontrent des artérioles et des veinules vides ou pleines de sang (méthodes de différenciation à l'aurantia et à l'acide picrique). — Coupes du canal thoracique. — Coupes variablement colorées de ganglions. — Réseaux capillaires des ganglions. — Coupes pinceautées pour la démonstration de la structure du tissu réticulé, etc.

8ᵉ SÉANCE.

Étude du Sang et de la Lymphe.

———

1. **Procédés de technique.** (Opérations faites sous les yeux des élèves.)

   a. SANG. — Préparations par voie sèche; fixation; coloration (éosine, hématoxyline, acide picrique, aurantia, etc.). — Préparations par voie humide.

   Numération des globules sanguins : Appareils et sérums divers utilisés à cet effet; manières de procéder pour faire la dilution du sang et pour calculer le nombre de globules rouges et blancs.

   Hémochromométrie : Appareils divers; modes de fonctionnement et d'utilisation.

   Examen spectroscopique du sang : Microspectroscope.

   Procédés de technique utilisés pour obtenir : 1° des cristaux d'hémoglobine ou de ses dérivés; 2° des filaments de fibrine.

   Procédés de technique utilisés pour l'étude de la circulation capillaire. Appareil de Holmgren.

   b. LYMPHE. — Procédés permettant de la recueillir : 1° Chez la grenouille; 2° chez les mammifères. — Fixation et coloration de la lymphe. — Dispositif employé pour l'étude des mouvements amiboïdes. — Platine chauffante.

2. **Manipulations des élèves.**

   a. Préparations de sang humain et de sang de grenouille par voie humide et par voie sèche. — Méthodes diverses de coloration. — Actions de l'eau et de divers réactifs sur les globules. — Étude des globules rouges, des globules blancs et des hématoblastes.

b. Numération des globules du sang; appréciation de la richesse en hémoglobine; étude des bandes d'absorption de l'hémoglobine (préparations faites pendant la démonstration). — Étude de la circulation capillaire dans le mésentère de la grenouille ou la queue du têtard.

3. Étude de préparations provenant des collections du service.

Choix de préparations sur le sang et la lymphe. Cristaux d'hémoglobine et de ses dérivés. — Préparations de fibrine. — Différentes variétés de globules blancs (examen à l'immersion). — Phagocytes renfermant des bacilles, etc.

9ᵉ SÉANCE.

Étude des membranes muqueuses.

***

1. Procédés de technique.

Nécessité d'un prélèvement rapide des muqueuses destinées à l'étude histologique. — Précautions à prendre. — Extension des muqueuses sur liège. — Fixateurs de choix. — Technique des coupes. — Étude des cellules épithéliales isolées par la dissociation (V. 1ʳᵉ séance). — Imprégnation argentique pour l'étude des épithéliums en place. — Réactions de la mucine. — Procédés divers applicables à l'étude de certaines muqueuses envisagées en particulier. — Méthodes de coloration.

Considérations générales destinées à faciliter l'interprétation des coupes présentées aux élèves.

2. Manipulations.

Coupes de la pointe de la langue, des muqueuses œsophagienne et gastrique. Préparation de diverses autres muqueuses

3. Étude de préparations provenant des collections du service.

Choix de préparations variablement colorées sur les muqueuses du type malpighien et les différents épithéliums de revêtement isolés. — Muqueuses gastrique et intestinale; muqueuse pituitaire; muqueuse de la trachée; muqueuses de l'appareil génito-urinaire, etc.

***

10ᵉ SÉANCE.

Glandes salivaires. — Foie. — Rate. — Pancréas. Rein.

---

1. Procédés de technique.

Méthodes de fixation et de durcissement à employer préférablement pour l'étude des glandes. — Procédés utilisés pour l'étude histologique de la sécrétion. Étude des glandes avant et après le fonctionnement (glandes salivaires, estomac, etc.). — Méthodes diverses employées pour l'étude du foie et du rein.

2. Manipulations des élèves.

Coupes de la glande sous-maxillaire du chien. — Coupes du foie et de la rate. — Coupes de la couche médullaire et de la couche corticale du rein. (Certaines de ces coupes seront faites à la congélation.)

3. Étude de préparations provenant des collections du service.

Choix de préparations sur les glandes salivaires des diverses variétés. — Épithélium strié des canaux excréteurs. — Coupes du canal de Sténon et du canal de Wharton du cheval. — Glandes de l'estomac et de l'intestin. — Préparations destinées à montrer les différentes particularités de structure du foie, de la rate, du pancréas, du rein et des capsules surrénales.

11ᵉ SÉANCE.

Peau et annexes (glandes, poils, corne).

1. Procédés de technique.

Dissociation de l'épiderme en vue de l'étude des cellules isolées, en particulier celles du réseau de Malpighi. Imprégnation argentique de l'épiderme pour la révélation du ciment (Renaut). — Méthodes de fixation et de durcissement à utiliser de préférence. — Méthodes de coloration; réactions histochimiques des différentes couches de l'épiderme. — Éléidine. — Étude du derme, des follicules pileux, des glandes sébacées et des glandes sudoripares sur les coupes. — Dissociation des poils et de la corne par l'acide sulfurique. — Procédés de technique applicables à l'étude particulière du sabot et de la membrane kératogène.

2. Manipulations des élèves.

Coupes de la peau du nez du chien, au microtome de Ranvier. — Coupes de peau du cheval (congélation); coupes du sabot du cheval (engrènement podophyllo-kéraphylleux) [congélation]. Dissociation de poils par l'acide sulfurique.

3. Étude de préparations provenant des collections du service.

Cellules épidermiques isolées. — Coupes de la peau de l'homme, de la peau du nez du chien, de la peau du cheval. — Follicules pileux et poils, glandes sébacées, glandes sudoripares. — Cellules des poils et de la corne. — Choix de préparations sur la membrane kératogène et le sabot du cheval (engrènement podophyllo-kéraphylleux chez le fœtus et l'adulte, papilles du bourrelet et du tissu velouté, tubes cornés de la fourchette, de la sole, de la paroi. — Coussinet plantaire. — Châtaigne, etc.).

12ᵉ SÉANCE.

Appareil génital mâle. — Appareil génital femelle.

---

1. **Procédés de technique et Considérations générales** destinées à faciliter l'interprétation des coupes présentées aux élèves.

2. **Manipulations.**

Coupes de testicule, de prostate, de tissu érectile, d'ovaire, de mamelle (certaines de ces coupes seront faites à la congélation).

3. **Étude de préparations provenant des collections du service.**

Coupes de testicule et de canal déférent.

Préparations de spermatozoïdes.

Coupes de prostate, de glande de Cowper, de tissu érectile, de la muqueuse de la verge.

Coupes d'ovaire, d'oviducte, des muqueuses utérine, vaginale, vulvaire; — de mamelle en lactation et de mamelle au repos, etc.

13ᵉ SÉANCE.

Poumons et bronches. — Plèvre. — Corps thyroïde. Thymus.

---

1. Procédés de technique.

Méthodes permettant d'étudier la circulation pulmonaire chez la grenouille. — Imprégnation argentique pour l'étude de l'endothélium alvéolaire. — Injection par une masse à la gélatine pour l'étude du réseau capillaire. — Procédés permettant l'étude du stroma conjonctivo-élastique, etc. — Procédés utilisés pour l'étude des bronches. — Méthode de Borrel pour éviter l'affaissement du poumon. — Méthodes recommandables de fixation et de durcissement.

Technique applicable à l'étude de la plèvre, du corps thyroïde, du thymus.

2. Manipulations.

Coupes de poumon; — coupes de bronches de différentes dimensions; — coupes de corps thyroïde et de thymus. — Étude de la circulation du sang dans le poumon de la grenouille.

3. Étude de préparations provenant des collections du service.

Endothélium pulmonaire. — Choix de préparations réalisant une démonstration complète de la structure du poumon et des bronches. — Plèvre pariétale et viscérale; médiastin postérieur du cheval. — Coupes de corps thyroïde et de thymus variablement colorées.

14ᵉ SÉANCE.

Étude du système nerveux.

————

1. **Procédés de technique.**

    a. Cerveau et moelle épinière — Méthodes de durcissement. — Méthodes de dissociation pour l'étude des cellules nerveuses et névrogliques isolées. — Méthodes d'imprégnations de Golgi pour l'étude des neurones. — Méthodes d'inclusion.

    b. Ganglions nerveux. — Dissociation. — Coupes.

    c. Nerfs. — Dissociation directe. — Dissociation après action du picro-carmin, de l'acide osmique, du nitrate d'argent, etc. — Coupes de nerfs après durcissement (alcool, acide osmique, acide chromique). — Méthodes employées (Ranvier) pour l'étude des gaines lamelleuses et de la formation conjonctive cloisonnante.

    d. Terminaisons nerveuses. — Imprégnations par l'acide osmique, par l'argent, par l'or. — Procédé de Lowit. — Procédé de Golgi, etc.

2. **Manipulations des élèves.**

    a. Dissociation de cellules nerveuses et névrogliques (fragments de cerveau et de moelle macérés dans l'alcool au 1/3).

    b. Dissociation de fibres nerveuses imprégnées à l'argent et imprégnées à l'acide osmique.

    c. Coupes transversales de nerfs.

    d. Coupes de ganglions spinaux (congélation).

3. **Étude de préparations provenant des collections du service.**

Principales variétés de cellules nerveuses (pyramidales du cerveau, mitrales, de Purkinje, des cornes grises de la moelle...) et névrogliques isolées.

Coupes du cerveau, du cervelet, de la moelle : choix de préparations.

Coupes de ganglions nerveux. Cellules ganglionnaires isolées.

Fibres nerveuses à myéline : Choix de préparations pour la démonstration complète de leur structure.

Fibres de Remak isolées.

Coupes transversales et longitudinales de nerfs.

Préparations diverses sur les terminaisons nerveuses (bourgeons du goût; épithélium olfactif dissocié et en place; rétine; corpuscules du tact, principales variétés; plexus nerveux de la cornée; de l'intestin; terminaisons nerveuses des muscles lisses et striés).

15ᵉ SÉANCE.

Technique embryologique. — Étude pratique d'embryons.

---

1. Conférence sur les méthodes de l'embryologie.

(Le professeur indiquera très succinctement la façon de se procurer des œufs d'invertébrés, de poissons, d'amphibiens, de reptiles, de mammifères, de les fixer et préparer en vue de l'observation embryologique. Il n'insistera que sur l'étude si simple et si commode des embryons d'oiseau : Incubation artificielle; manière de recueillir et fixer les embryons; coloration en masse; inclusion dans la celloïdine [procédé de M. Duval] ou dans la paraffine; coupes en séries, etc.

Une démonstration pratique appuiera ces considérations.

2. Étude de préparations macroscopiques et microscopiques d'embryons.

    a. Embryons d'oiseau et si possible de mammifères montrés, dans leur intégrité, aux différentes périodes du développement. Observation à la loupe de la circulation vitelline; de l'amnios, de l'allantoïde, des protovertèbres, etc., sur des embryons d'oiseau.

    b. Gros embryons disséqués montrant les différents organes en voie de développement, suivant la méthode de M. Duval.

    c. *Préparations microscopiques* : Coupes d'embryons ou de parties d'embryon destinées à l'étude des feuillets blastodermiques et de leurs dérivations.

Nota. — Toutes les fois qu'on l'aura jugé utile, des préparations se rapportant à l'*organogénèse* auront été montrées dans les séances qui précèdent.

EXERCICES PRATIQUES D'HISTOLOGIE PATHOLOGIQUE

[17 séances]

EXERCICES PRATIQUES D'HISTOLOGIE PATHOLOGIQUE.

Considérations préliminaires.

Les élèves qui prendront part à ces exercices peuvent être considérés comme initiés, par leurs travaux antérieurs, au maniement du microscope et aux principaux procédés de la *technique* (méthodes générales de fixation et de durcissement, de dissociation, de coloration, etc.; V. exercices pratiques d'histologie normale). Ils possèdent d'autre part une connaissance suffisante de la structure des tissus ou organes, sans laquelle il serait profondément irrationnel d'aborder l'étude histologique des lésions. D'ailleurs, pendant leurs manipulations, les élèves auront toute facilité de consulter des préparations de tissus normaux, comparativement à celles des tissus pathologiques.

Ces exercices, qui sont destinés à appuyer les différentes parties de l'enseignement théorique, porteront sur l'histologie pathologique générale et sur l'histologie pathologique spéciale. Il importe en effet, pour qu'on puisse entreprendre avec fruit l'étude des lésions organiques, d'être d'abord familiarisé avec les caractères généraux des grands processus morbides.

Un organe peut être *congestionné;* quelles modifications structurales démontrent l'état congestif? Il peut être enflammé; quelles particularités permettent de diagnostiquer l'*inflammation* et à quelle variété de cette dernière a-t-on affaire (aiguë, chronique, suppurative, etc., parenchymateuse, interstitielle, fibrineuse, ulcéreuse, etc.)? Les éléments fondamentaux, ceux qui donnent à l'organe ou au tissu sa caractéristique, ont-ils conservé leurs caractères normaux ou sont-ils au contraire nécrosés, dégénérés; dans ce cas, quelle dégénérescence les atteint? Enfin, quatrième et dernière hypothèse, l'organe est-il envahi par un néoplasme; en présence de quelle espèce ou variété de tumeur se trouve-t-on?

Aussi, tout d'abord, dans ces exercices (V. les huit premières séances), on se préoccupera des lésions sans s'inquiéter pour ainsi dire des organes qui en sont le siège, afin de fixer leurs caractères fondamentaux. Pour prendre un exemple, un *tubercule* du foie, du rein, du poumon, etc., présente toujours les mêmes grandes particularités de structure, qu'il faut primitivement connaître. On cherchera plus tard les modifications parenchymateuses ou interstitielles spéciales que, dans un cas ou dans l'autre, la présence de ce tubercule aura pu provoquer; ceci est secondaire.

Pour ce qui concerne l'histologie pathologique spéciale, envisageant successivement les différents organes, on choisira les principales lésions dont ils sont communément frappés, de manière à appuyer encore ici autant que possible par la pratique l'enseignement théorique qui aura été fourni à l'amphithéâtre (V. 9ᵉ à 16ᵉ séance).

Mais ces exercices n'ont pas simplement pour but de permettre à l'élève de reconnaître au microscope les lésions les plus évidentes, sans quoi il suffirait de lui montrer un nombre suffisant de préparations; ils sont encore destinés à perfectionner ses connaissances techniques. Il faut qu'après sa sortie de l'école, le vétérinaire soit capable, s'il le désire, d'entreprendre et de mener à bonne fin des recherches anatomo-pathologiques et de contribuer pour sa part au progrès scientifique. Il ne s'agit pas de faire des élèves, pendant la courte durée de leurs études, des techniciens éprouvés : on échouerait le plus souvent dans cette tentative. Mais il faut les initier avec soin aux méthodes habituelles de l'histologie, pour que, plus tard, ils n'aient qu'à se perfectionner et non pas à refaire une éducation par trop imparfaite. Ce qu'il faut également, c'est éveiller leur goût pour les travaux de laboratoire, si souvent dédaignés comme accessoires; c'est leur faire aimer les recherches minutieuses et précises, d'une utilité si grande, et qui seront ultérieurement pour eux, s'ils peuvent s'y livrer, une source intarissable de vives satisfactions.

Pour aboutir à ce résultat, il faut d'abord que ces exercices pratiques, qui constituent l'initiation première, soient suivis avec intérêt. Ils ne le seront que s'ils manquent d'aridité, s'ils sont l'occasion d'intéressantes et faciles constatations et que si l'élève, personnellement exercé, en même temps qu'il voit se perfectionner ses aptitudes techniques, puise un encouragement direct dans les résultats qu'on lui fait obtenir.

Comme pour les exercices d'histologie normale, chaque séance sera divisée en trois parties :

La première comprendra une exposition verbale, souvent appuyée de démonstrations pratiques, sur les manipulations à exécuter. S'agit-il, par exemple, de la préparation et de l'examen de tumeurs; en deux mots, on en rappellera la structure, qu'on schématisera au tableau, en même temps qu'on exposera les procédés de technique utilisés pour leur étude : dissociation, coupes, pinceautage, etc., en manipulant au besoin sous les yeux de l'auditoire.

La seconde partie sera entièrement réservée aux exercices pratiques des élèves : coupes, montage et coloration, examen microscopique, etc.

Enfin, pour terminer la séance, un coup d'œil sera jeté sur des préparations bien faites provenant des collections du laboratoire; excellente façon d'indiquer les résultats qu'on peut obtenir tout en montrant aux élèves des détails qu'il leur a été difficile, pour une cause ou pour l'autre, d'apercevoir dans leurs préparations.

On ne fera que peu de coupes *à main levée* ou à l'aide du *microtome d Ranvier*. Les élèves savent les faire, c'est le principal; ils se perfectionneront ultérieurement, s'ils le désirent. Mais l'histologie pathologique, encore plus peut-être que l'histologie normale, réclame des coupes d'une grande finesse, et l'on sait bien que, pour les obtenir à main levée ou à l'aide du microtome de Ranvier, il faut consacrer beaucoup de temps et posséder une certaine dextérité qui fait nécessairement défaut aux débutants.

Les coupes faites à la *congélation* ne sont pas ce qu'il y a de mieux; cependant il faut reconnaître qu'elles suffisent souvent aux besoins d'un diagnostic rapide. La congélation permet d'obtenir en quelques minutes un grand nombre de coupes relativement fines qui peuvent être distribuées aux élèves en vue de leur préparation *immédiate*. Aussi le microtome à congélation fonctionnera-t-il pour ainsi dire en permanence durant les séances d'histologie pathologique.

. On utilisera d'autre part les méthodes d'inclusion dans la celloïdine et la paraffine. Les coupes seront faites sous les yeux des élèves et leur seront remises, pour qu'ils puissent en achever la préparation.

Quant aux pièces recueillies, fixées, durcies et conservées en vue des exercices pratiques, elles posséderont nécessairement l'origine la plus variable; mais il est bon d'indiquer qu'à défaut d'autre source, la plupart d'entre elles pourraient être obtenues directement, à heure fixe pour ainsi dire, car l'anatomie pathologique expérimentale, dont les méthodes sont très variées en même temps que d'un déterminisme de plus en plus précis, permet assurément de constituer une très riche collection de tissus pathologiques.

1ᵐᵉ SÉANCE.

Étude des tumeurs.

Sarcomes, myxomes, fibromes, lipomes, chondromes, ostéomes.

1. **Démonstration sur les procédés de technique utilisés pour l'étude histologique des néoplasmes.**

    a. Examen du *suc* obtenu par raclage de la coupe;

    b. Dissociation après action d'un réactif dissociateur;

    c. Coupes des parties superficielle et profonde des tumeurs; pinceautage; manipulations diverses.

Caractères histologiques généraux des tumeurs étudiées dans cette séance.

2. **Manipulations.**

Dissociation d'un sarcome fasciculé dont les fragments auront été préalablement soumis à l'action de l'alcool au 1/3.

Coupes de sarcomes encéphaloïde et fasciculé, de fibrome fasciculé, de chondrome.

3. **Étude de préparations provenant des collections du service.**

Sarcomes encéphaloïde, fasciculé, ossifiant, mélanique. — Myxome. — Fibrome lamelleux; fibrome fasciculé. — Lipome. — Chondrome. — Ostéome. — Tumeurs mixtes.

2ᵉ SÉANCE.

Étude des tumeurs (*suite*).

Myomes, névromes, angiomes, adénomes, papillomes.

1. **Caractères histologiques généraux des tumeurs examinées dans cette séance.**

Procédés de technique utilisés pour leur étude.

2. **Manipulations.**

Coupes de myome à fibres lisses.
Coupes d'angiome caverneux.
Coupes longitudinales et transversales de papillomes.

3. **Étude de préparations provenant des collections du service.**

Myomes et fibro-myomes. — Faux-névromes consécutifs à la névro-tomie. — Névrome myxomateux du plexus brachial. — Adénomes. — Coupes de papillomes pratiquées dans des directions variées. — Coupes de tissus normaux destinés à une étude comparative : Tissu musculaire lisse. — Nerf. — Muqueuses papillaires, etc.

3ᵉ SÉANCE.

Étude des tumeurs (*suite*).

Épithéliomes et carcinomes.

1. **Caractères histologiques généraux des tumeurs examinées dans cette séance.**

   Procédés de technique utilisés pour leur étude.

2. **Manipulations.**

   Coupes d'épithéliome pavimenteux lobulé.
   Coupes d'épithéliomes cylindriques.
   Coupes de carcinomes encéphaloïde et squirreux.
   Coupes pinceautées pour l'étude du stroma carcinomateux.

3. **Étude de préparations provenant des collections du service.**

   Épithéliomes pavimenteux lobulé, tubulé, perlé.
   Épithéliomes cylindriques (foie, poumon, vessie).
   Épithéliomes de l'intestin avec coccidies.
   Préparations diverses de coccidies.
   Éléments du suc cancéreux.
   Coupes de carcinomes pinceautées montrant la configuration du stroma.
   Carcinomes encéphaloïde, colloïde, squirreux, mélanique.

4ᵉ SÉANCE.

Sang. — Sérosités. — Nécroses, dégénérescences, infiltrations cellulaires.

———

1. Démonstration.

a. Procédés utilisés pour recueillir aseptiquement le sang, les sérosités et, d'une manière générale, les différents liquides organiques, à l'aide de pipettes stérilisées. — Examen de ces liquides par voie humide et par voie sèche.

b. Procédés de technique utilisés pour l'étude des principales variétés de dégénérescences.

2. Manipulations.

a. Fabrication des pipettes; stérilisation rapide; utilisation immédiate; fermeture en vue de la conservation ou de l'expédition.

b. Préparation et coloration du sang et de sérosités diverses sur lames et lamelles. — Coloration du sang, sur les coupes, par l'aurantia et l'acide picrique.

c. Étude de la fibrine; coupes de fausses-membranes; coloration au picro-carmin, à l'éosine et par la méthode de Weigert.

d. Coupes de foie et de muscle atteints de dégénérescence graisseuse; coupes de muscle atteint de dégénérescence vitreuse.

3. Étude de préparations provenant des collections du service.

Préparations de sang variablement colorées. — Numération des globules. — Appréciation de la richesse du sang en hémoglobine. — Sang leucocythémique. — Sang charbonneux, etc.

Les différentes variétés de globules blancs. — Coupes diverses montrant des vaisseaux remplis de sang. — Préparation de fibrine obtenue par la méthode de Ranvier. — Réseau fibrineux des sérosités inflammatoires. — Coupes de fausses-membranes diversement colorées.

Choix de préparations montrant les principales variétés de dégénérescences et infiltrations.

5ᵉ SÉANCE.

Congestions et thromboses.

---

1. Exposé théorique.

Procédés de technique utilisés pour l'étude des organes frappés de congestion. Considérations générales sur l'état congestif et les altérations qui en sont la conséquence.

2. Manipulations.

Coupes du poumon et de l'intestin atteints de congestion active. — Coupes du foie et du rein cardiaques. — Utilisation des méthodes enseignées dans la précédente séance pour la différenciation du sang dans les coupes.

3. Étude de préparations provenant des collections du service.

Réalisation de l'expérience de Cohnheim; étude de l'état congestif et de la diapédèse.

Coupes des principaux organes montrant leurs réseaux capillaires distendus par une masse à injection (poumon, foie, rein, muqueuses diverses, peau, etc.).

Choix de préparations d'organes atteints de congestion active et passive.

Coupes de veines thrombosées avant et après l'organisation du caillot.

6ᵉ SÉANCE.

Étude générale de l'inflammation : Tissus expérimentalement enflammés. — Fausses-membranes et néo-membranes. — Ulcérations.

---

1. Exposé théorique.

Principales méthodes utilisées par l'expérimentation pour réaliser l'état inflammatoire dans les tissus invasculaires et vasculaires. — Caractères généraux des tissus enflammés. — Fausses-membranes. — Néo-membranes. — Ulcérations.

2. Manipulations.

Préparations de pleurésie fibrineuse, de néo-membranes vasculaires (pleurésie ou péritonite chroniques), d'entérite pseudo-membraneuse, d'ulcérations intestinales.

3. Étude de préparations provenant des collections du service.

Chondrite, kératite, péritonite, obtenues suivant la technique de MM. Cornil et Ranvier.

Pleurésie, péricardite, endocardite, péritonite fibrineuses.

Choix de préparations montrant les principales variétés inflammatoires des muqueuses (catarrhale, pseudo-membraneuse, ulcéreuse).

7ᵉ SÉANCE.

Suppuration.

___

1. Exposé théorique.

Procédés pour recueillir le pus destiné à l'étude histologique ou bactériologique immédiate ou à l'ensemensement ultérieur; différentes méthodes de préparation et de coloration du pus sur lames et lamelles. — Examen du pus par voie humide, avec ou sans coloration. — Considérations générales sur la formation des abcès.

2. Manipulations.

Préparations de pus, par voie humide et par voie sèche; coloration.

Coupes d'abcès miliaires, de bourgeons charnus, de muqueuses atteintes d'inflammation suppurative.

3. Étude de préparations provenant des collections du service.

Préparations de pus variablement colorées en vue de l'étude histologique. — Examen des globules purulents à l'immersion. — Préparations montrant les microbes ordinairement pyogènes.

Choix de préparations : Infiltrations leucocytiques et abcès miliaires. — Parois d'abcès volumineux; coupes de bourgeons charnus. — Séreuses et muqueuses atteintes d'inflammation suppurative.

___

8ᵉ SÉANCE.

Inflammations chroniques et scléroses. — Inflammations nodulaires, parasitaires et infectieuses. — Tubercules.

1. **Exposé théorique**.

Caractères histologiques généraux des scléroses. — Lésions atrophiques des inflammations chroniques. — Nodules parasitaires et infectieux. — Histogénèse du tubercule. — Procédés de technique.

2. **Manipulations**.

Coupes de foie, de rein et de cœur sclérosés. — Coupes de tubercules *vrais* obtenus expérimentalement (poumon, rate ou foie). — Coupes de tubercules morveux.

3. **Étude de préparations provenant des collections du service.**

Coupes des principaux organes envahis par la sclérose (foie, rein, cœur, poumon, muscle, etc.).

Préparations démonstratives en ce qui concerne les lésions atrophiques des inflammations chroniques.

Différentes variétés de tubercules parasitaires.

Préparations de tubercules expérimentaux à tous les stades de leur évolution.

Tubercules de morve et de tuberculose avec microbes colorés.

Préparations de phagocytes (morve, tuberculose) et de cellules géantes.

9ᵉ SÉANCE.

Principales lésions de l'appareil locomoteur.

---

1. **Considérations générales** destinées à faciliter l'interprétation des coupes présentées aux élèves.

2. **Manipulations.**

   Coupes d'os décalcifiés atteints d'ostéite et de nécrose.
   Dissociation de muscles dégénérés.
   Coupes de muscles trichinés.
   Coupes de muscles enflammés.

3. **Étude de préparations provenant des collections du service.**

   a. Coupes d'os en voie de développement pour montrer le mode d'action des ostéoblastes. — Ostéites raréfiante et condensante. — Ostéoporose. — Ankylose. — Carie. — Nécrose. — Rachitisme.

   b. Lésions atrophiques des muscles. — Dégénérescences graisseuse et vitreuse. — Sclérose musculaire. — Muscle trichiné. — Sarcosporidies.

   c. Nerf-férure. — Lésions dégénératives et nécrosiques des tendons. — Helminthiase du suspenseur du boulet. — Coupes de synoviales enflammées.

10ᵉ SÉANCE.

Principales lésions de l'appareil circulatoire.

———

1. **Considérations générales** destinées à faciliter l'interprétation des coupes présentées aux élèves.

2. **Manipulations.**

Préparations de myocardite aiguë et chronique. — Coupes de végétations endocardiques. — Préparations d'artérite et de phlébite.

3. **Étude de préparations provenant des collections du service.**

   a. Lésions dégénératives des fibres cardiaques dans la myocardite infectieuse. — Myocardite chronique (sclérose cardiaque). — Endocardites verruqueuse et ulcéreuse. — Péricardite purulente (traumatique) du bœuf.

   b. Coupes diverses montrant des artérioles atteintes de péri ou endo-artérite. — Aortite, avant et après décalcification. — Paroi anévrismale. — Paroi des anévrismes vermineux. — Coupes de veines enflammées. — Coupes de veines thrombosées, avant et après l'organisation du caillot.

Choix de préparations sur les lymphangites et les adénites.

———

11ᵉ SÉANCE.

Principales lésions de l'appareil digestif.

———

1. **Considérations générales** destinées à faciliter l'interprétation des coupes présentées aux élèves.

2. **Manipulations.**

Préparations de stomatites, d'ulcérations pharyngiennes, de duo-dénite, de glande salivaire atrophiée, etc.

3. **Étude de préparations provenant des collections du service.**

Stomatites, glossites, pharyngites, gastrites, entérites. — Ulcéra-tions pharyngiennes, stomacales, intestinales. — Fausses-membranes diphtéritiques des oiseaux. — Coupes de glandes salivaires enflammées et atrophiées, etc.

———

12ᵉ SÉANCE.

Principales lésions du foie et de la rate.

---

1. **Considérations générales** destinées à faciliter l'interprétation des coupes présentées aux élèves.

2. **Manipulations.**

Coupes de foie atteint de cirrhose, de tuberculose expérimentale, d'atrophie, de dégénérescence graisseuse, etc.

3. **Étude de préparations provenant des collections du service.**

Foie cardiaque. — Hépatites. — Cirrhose. — Tuberculose. — Atrophie. — Dégénérescences amyloïde et graisseuse. — Coccidiose. — Echinococcose (paroi du kyste et parenchyme interkystique). — Cancer du foie.

Périsplénite. — Tuberculose de la rate. — Dégénérescences, etc.

13ᵉ SÉANCE.

Principales lésions de l'appareil urinaire.

———

1. **Considérations générales** destinées à faciliter l'interprétation des coupes présentées aux élèves.

Procédés utilisés pour l'étude anatomo-pathologique de l'urine : démonstrations diverses.

2. **Manipulations.**

Recherches du sang, du pus, des cylindres urinaires, des cellules épithéliales dans l'urine.

Préparations de néphrites aiguës et chroniques.

Coupes de rein atteint de dégénérescence graisseuse.

3. **Étude de préparations provenant des collections du service.**

Préparations d'urine montrant les cellules épithéliales de l'urèthre, de la vessie, du rein, ainsi que des cylindres urinaires.

Rein cardiaque. — Néphrites aiguës avec cylindres variés. — Néphrite purulente. — Sclérose rénale. — Atrophie sénile du rein. — Dégénérescences graisseuse et amyloïde. — Kystes du rein. — Tuberculose.

Préparations de cystites, etc.

———

14ᵉ SÉANCE.

Principales lésions de l'appareil respiratoire.

1. **Considérations générales** destinées à faciliter l'interprétation des coupes présentées aux élèves.

2. **Manipulations.**

Coupes de broncho-pneumonie vermineuse, de pneumonie fibrineuse, de pneumonie chronique, d'emphysème et de tuberculose miliaire du poumon (tuberculose expérimentale).

3. **Étude de préparations provenant des collections du service.**

Lésions inflammatoires et ulcératives de la pituitaire (morve). — Laryngites. — Ulcérations de la trachée. — Pneumonies fibrineuse et suppurative. — Gangrène pulmonaire. — Pneumonie chronique. — Pneumonie d'origine pleurale. — Péripneumonie. — Corn - Stalk disease. — Broncho-pneumonie vermineuse. — Emphysème pulmonaire. — Tuberculose et morve pulmonaires. — Anthracosis. — Choix de préparations sur les lésions de la plèvre, etc.

15ᵉ SÉANCE.

Principales lésions de l'appareil génital et du système nerveux.

---

1. **Considérations générales** destinées à faciliter l'interprétation des coupes présentées aux élèves.

2. **Manipulations.**

Préparations de mammites, de métrites; coupes de prostate hypertrophiée (chien), de faux névromes; dissociation de nerfs dégénérés.

3. **Étude de préparations provenant des collections du service.**

Orchite morveuse. — Orchite tuberculeuse. — Vaginalite aiguë et chronique. — Coupes de « champignon » avec botryomyces. — Hypertrophie de la prostate. — Métrites aiguë et chronique. — Tuberculose de l'oviducte et de l'utérus. — Mammites. — Tumeurs variées de la mamelle.

Dégénérescence des nerfs. — Dégénérescence des cordons médullaires. — Cellules dégénérées des foyers de ramollissement.

Coupes de pachyméningite, etc.

16ᵉ SÉANCE.

Principales lésions de la peau.

———

1. **Considérations générales** destinées à faciliter l'interprétation des coupes présentées aux élèves.
2. **Manipulations.**

   Coupes de peau atteinte d'eczéma, de gale folliculaire, d'herpès, de teigne. — Coloration des dermatophites.
3. **Étude de préparations provenant des collections du service.**

   Coupes de vésicules et de pustules. — Choix de coupes montrant les principales altérations des eczémas et des gales. — Sclérodermie. — Alopécie. — Dermite granuleuse. — Herpès. — Teignes.

17ᵉ SÉANCE.

Conférence pratique sur les inoculations expérimentales.

But et importance des inoculations expérimentales. — Différentes méthodes d'inoculation : Veines, péritoine, plèvre, tissu conjonctif. — Technique des inoculations à la lancette, à la seringue, à la pipette.

On opérera sous les yeux des élèves.

CONFÉRENCES ET EXERCICES PRATIQUES D'AUTOPSIES

CONFÉRENCES ET EXERCICES PRATIQUES D'AUTOPSIES.

Considérations préliminaires.

Jusqu'à présent, la pratique méthodique des autopsies n'a pas été l'objet d'un enseignement particulier dans les écoles vétérinaires. La nouvelle chaire aura pour mission de fonder cet enseignement qui s'appuiera sur les connaissances de l'anatomie descriptive et de la dissection préalablement acquises par les élèves. Les exercices pratiques d'autopsie fourniront à ces derniers l'occasion de développer leur habileté manuelle, de raffermir leurs connaissances anatomiques et de s'initier à une méthode rationnelle, en vue de la recherche des lésions.

Ces exercices devront être exécutés d'après les règles ordinaires de la dissection. Une autopsie, en effet, ne consiste pas simplement à sortir la masse des intestins de la cavité abdominale et à fenêtrer le thorax, par luxation des côtes, pour examiner superficiellement les poumons et le cœur.

Elle doit être conduite d'un bout à l'autre, si l'on peut s'exprimer ainsi, avec une telle méthode, une telle précision, que rien de ce qui peut exister d'anormal n'échappe à l'investigation.

Bien entendu, dans la pratique, il n'y a pas toujours lieu de faire une autopsie complète, c'est-à-dire d'examiner absolument tous les organes, le cerveau et la moelle, en particulier, dont l'extraction est laborieuse; mais, une telle autopsie, le vétérinaire doit se sentir capable de la faire, d'où la nécessité d'y avoir été fréquemment exercé pendant la durée de ses premières études.

Organisation des exercices pratiques d'autopsie.

Ces exercices, qui auront lieu pendant l'hiver, porteront sur les différents animaux domestiques, suivant les ressources de la chaire. La *technique générale* sera préalablement enseignée en dix conférences ou démonstrations pratiques (en voir ci-après le sommaire). De plus, des tableaux fournissant le résumé des opérations à exécuter pour chaque espèce seront dressés et placés sous les yeux des élèves.

. Les exercices en question comprendront au minimum huit séances de quatre à cinq heures, à raison d'une séance par semaine. Les élèves seront autant que possible répartis en sections de seize et associés deux à deux pour les différentes opérations à exécuter.

Les deux tableaux suivants renseignent d'ailleurs très exactement sur ce projet d'organisation.

TABLEAU N° 1.

Indication des autopsies.

Se rapportant aux grands
animaux
(Cheval ou Bœuf) :

Autopsie n° 1. — Cavité abdominale.
Autopsie n° 2. — Cavité thoracique.
Autopsie n° 3. — Organes génito-urinaires ou cavité pelvienne.
Autopsie n° 4. — Tête.
Autopsie n° 5. — Membres.
Autopsie n° 6. — Porc, mouton ou chèvre.
Autopsie n° 7. — Chien ou chat.
Autopsie n° 8. — Lapin ou cobaye; oiseau.

TABLAU N° 2.

Indication des exercices pratiques d'une section d'élèves.

INDICATION DES ÉLÈVES	1re séance	2e séance	3e séance	4e séance	5e séance	6e séance	7e séance	8e séance
Élèves 1 et 2. Autopsies	N° 1	2	3	4	5	6	7	8
Élèves 3 et 4. Antopsies	N° 2	3	4	5	6	7	8	1
Élèves 5 et 6. Autopsies	N° 3	4	5	6	7	8	1	2
Élèves 7 et 8. Autopsies	N° 4	5	6	7	8	1	2	3
Élèves 9 et 10. Autopsies	N° 5	6	7	8	1	2	3	4
Élèves 11 et 12. Autopsies	N° 6	7	8	1	2	3	4	5
Élèves 13 et 14. Autopsies	N° 7	8	1	2	3	4	5	6
Élèves 15 et 16. Autopsies	N° 8	1	2	3	4	5	6	7

NOTA. — Pour les numéros des autopsies, il suffit de se reporter au tableau n° 1, et pour les opérations à exécuter, aux conférences pratiques suivantes :

1ʳᵉ CONFÉRENCE[1].

Fixation et nettoyage du cadavre. — Dépouillement. Autopsie de la cavité abdominale.

1. **Fixation du sujet sur une table-chariot.**
   a. *Mode de chargement du cadavre;*
   b. *Fixation du cadavre aux barres de soutènement :*
   Sujet à demi incliné sur le côté droit; tête, encolure et membres autant que possible en grande extension.

2. **Nettoyage du sujet et du chariot.**

3. **Manuel des incisions cutanées. — Dépouillement.**
   a. Incision médiane de la peau, de l'espace inter-maxillaire à l'ombilic. — Bifurcation postérieure. — Incision portant sur la face interne des membres.
   b. Dépouillement du sujet, simultanément poursuivi sur la face ventrale du corps, la paroi thoracique, la tête et l'encolure, les membres. — Rabattement, en arrière, des mamelles ou de la verge, jusqu'aux trajets inguinaux.

4. **Autopsie de la cavité abdominale.**
   a. PRÉLÈVEMENT ASEPTIQUE DE SÉROSITÉ PÉRITONÉALE.
   b. INCISION ET RABATTEMENT DE LA PAROI ABDOMINALE INFÉRIEURE.
   c. ÉTUDE DE LA MASSE INTESTINALE EN PLACE. — Exploration méthodique de la cavité abdominale.

[1] Les sept premières conférences se rapportent principalement à l'autopsie des grands mammifères. Les règles qui y sont tracées sont, bien entendu, passibles de modifications, suivant les cas particuliers en présence desquels on peut se trouver (lésions à rechercher). On peut dire d'autre part qu'elles s'appliquent d'une manière très générale à l'autopsie des petits mammifères.

d. Ablation des différents segments de l'intestin.

1ᵉʳ *temps.* — Ablation du petit côlon, le rectum restant en place.

2ᵉ *temps.* — Ablation de l'intestin grêle, moins le duodénum et la terminaison de l'iléon.

3ᵉ *temps.* — Ablation du gros côlon et du cæcum; précautions à prendre pour les cadavres ballonnés. — Exploration des artères coliques et des racines de la veine porte.

e. Nettoyage soigné de la cavité abdominale.

f. Étude des autres organes intra-abdominaux en place.

Estomac. — Duodénum. — Foie. — Rate. — Pancréas. — Reins et uretères. — Capsules surrénales. — Aorte et ses divisions. — Veine cave postérieure, tronc de la veine porte et affluents. — Ganglions lymphatiques et canal thoracique. Grand sympathique abdominal. — Cordons spermatiques; orifice péritonéal des gaines vaginales; ovaires, ligaments larges, cornes utérines, etc.

g. Ablation du diaphragme et des organes post-diaphragmatiques.

Libération du diaphragme au niveau de ses insertions, après fenêtration de la paroi thoracique (V. 2ᵉ conférence), pour s'assurer qu'il n'existe pas d'épanchement pleural. — Section, après ligature, de l'œsophage, de la veine cave et de l'aorte. — Rabattement en arrière du diaphragme avec les organes dont il est question. — Destruction des adhérences sous-lombaires et section nouvelle, après ligatures, de l'aorte et de la veine cave.

h. Étude des organes intra-abdominaux isolés.

1. *Opérations portant sur les intestins.*

Exploration méthodique de chacun des segments précédemment isolés et des lambeaux mésentériques y attenant. — Ouverture des intestins; état du contenu et de la muqueuse; nettoyage de cette dernière.

2. Opérations portant sur la masse post-diaphragmatique.

Examen de chaque organe : *Foie :* les trois lobes et leurs ligaments ; veine porte ; appareil excréteur ; ganglions. — *Estomac. — Duodénum. — Pancréas. — Troncs cœliaque et mésentérique.*

3. *Opérations portant sur les organes séparés :*
Foie. — Scissure postérieure : Ouverture et exploration de la veine porte, du canal cholédoque et des canaux hépatiques. Ganglions. — Scissure antérieure : Ouverture de la veine cave et exploration des veines sus-hépatiques. Incision de ces veines poursuivie dans l'épaisseur de l'organe. — Coupes diverses pratiquées sur le foie.

Pancréas et duodénum. — Ouverture du canal de Wirsung et étude de ses ramifications dans l'intérieur de la glande. — Examen, sous un filet d'eau, de l'ampoule de Vater.

Estomac. — Incision du cardia, de la petite courbure et du pylore pour l'étude de la muqueuse.

Rate. — Scissure, vaisseaux, nerfs et ganglions. — Coupes diverses. — Malaxation.

Reins et uretères. — Incision des artères rénales. — Incision de l'uretère et fenêtre à la cavité du bassinet. — Coupes longitudinales et transversales pour l'étude macroscopique de la substance corticale et de la substance médullaire.

2ᵉ CONFÉRENCE.

**Autopsie de la cavité thoracique. — Poumons
et cœur.**

---

1. Ouverture du thorax.

   a. Opérations préliminaires (V. 1ʳᵉ conférence).

   b. Prélèvement aseptique de sérosité pleurale.

   c. Ablation du membre antérieur gauche dépouillé, après examen de
la région trachélienne et de l'ars.

On indiquera la technique complète de l'ablation méthodique du membre antérieur : Dissection de l'ars; section et rabattement du mastoïdo-huméral ; exploration des ganglions prépectoraux; section des différents pectoraux; section, après
ligature, des vaisseaux huméraux et du plexus brachial préalablement explorés;
renversement du membre et destruction des adhérences restantes.

   d. Ablation de la paroi pectorale gauche.

On proscrira, en principe, la méthode peu correcte qui consiste à
luxer les côtes en avant, après incision des espaces intercostaux et section des articulations chondro-costales.

Précautions à prendre pour l'incision des espaces intercostaux. —
Délimitation, *avec la scie,* d'un lambeau pectoral, de la deuxième côte
à la seizième inclusivement. — Technique particulière applicable à
l'ablation de la première côte.

**2. Exploration des organes, vaisseaux et nerfs intra-thoraciques
en place.**

Plèvre. — Médiastins antérieur et postérieur. — Poumons. —
Péricarde. — Aorte antérieure, postérieure et leurs divisions. —

Veine cave antérieure et veine cave postérieure. — Trachée. — OEsophage. — Ganglions et nerfs de l'entrée du thorax, etc.

La dissection pourra être poursuivie du côté de la gouttière jugulaire.

3. Ablation des organes intra-thoraciques.

Section en masse de la trachée, de l'œsophage, des vaisseaux et des nerfs au niveau du quart inférieur de l'encolure. — Boutonnière à la trachée. — Rabattement progressif en arrière et destruction des adhérences. — Décollement du péricarde. — Rasement de la paroi thoracique. — Section de l'aorte, de la veine cave postérieure, de l'œsophage en avant du diaphragme.

4. Exploration des organes isolés.

a. *Poumon et cœur avant leur séparation :*

Palpation méthodique du poumon. — Examen des ganglions bronchiques, des veines pulmonaires, de l'artère pulmonaire, du péricarde.

Ligature et section des veines pulmonaires; section de l'artère pulmonaire. — Destruction des adhérences du péricarde. — Séparation du poumon et du cœur.

b. *Opérations portant sur le poumon :*
Manuel des coupes longitudinales et transversales. — Procédés employés pour l'étude des ramifications bronchiques.

c. *Opérations portant sur le cœur :*

Ablation du péricarde; examen du cœur et des gros vaisseaux, du péricarde viscéral et du muscle cardiaque, des artères coronaires.

Étude des cavités vasculaires et des vaisseaux : 1° Ablation des oreillettes; rabattement de la paroi ventriculaire droite du côté de la base du cœur; incision de l'artère pulmonaire entre deux valvules; examen de la valvule tricuspide, des valvules sigmoïdes, etc. — 2° Incision de l'aorte antérieure et de l'aorte postérieure jusqu'au voisinage des valvules sigmoïdes ; continuation de l'incision sur la paroi ventriculaire gauche en passant entre deux valvules ; ouverture du ventricule gauche ; étude de la valvule auriculo-ventriculaire correspondante (méth. pers.).

Autres techniques utilisées pour l'ouverture du cœur. — *Les épreuves de l'eau*, pour l'étude anatomo-pathologique des valvules sigmoïdes et auriculo-ventriculaires.

3ᵉ CONFÉRENCE.

Autopsie de la cavité pelvienne et des organes génito-urinaires.

————

Le cadavre est supposé en grande extension et la masse intestinale enlevée (V. 1ʳᵉ conférence).

1. Incisions cutanées. Dépouillement.

Délimitation de la peau sur les organes génitaux externes après savonnage minutieux de la région. — Incisions rejoignant de chaque côté la base de la queue en passant par le pli des grassets, l'extrémité inférieure du plat de la cuisse et la pointe de la fesse. — Dépouillement du membre postérieur gauche. — Rabattement, vers la ligne médiane, du fourreau et du scrotum (mâle) ou des mamelles (femelle). — Examen des ganglions inguinaux superficiels.

2. Examen des enveloppes testiculaires, du fourreau et de la verge.

3. Exploration des trajets inguinaux et des cordons testiculaires, après incision des enveloppes et énucléation des testicules.

4. Ablation du membre postérieur gauche, par désarticulation coxo-fémorale.

Indication précise de la technique.

5. Fenêtre sur le côté gauche du bassin.

   a. Mise en évidence du col de l'ilium, de la face inférieure de l'ischium et du pubis.

b. Incision du flanc et décollement du péritoine dans la cavité pelvienne. — Destruction des adhérences de la face supérieure de l'ischium (spatule).

c. Section de l'ilium, du pubis et de l'ischium. — Rabattement du lambeau osseux.

Nota. — Il est bien certain que, pendant les opérations précédentes, et au moment de la désarticulation du membre, il devra être tenu compte de l'état des vaisseaux et des nerfs qu'on est obligé de sectionner.

6. Exploration des organes intra-pelviens en place.

a. Mâle. — Isolement des divisions vasculo-nerveuses : Artères et nerfs honteux internes. — Anus et rectum, portion intra-pelvienne de l'urèthre, glandes de Cowper, prostate, vésicules séminales, vessie, uretères.

b. Femelle. — Isolement des mêmes divisions vasculo-nerveuses. — Vulve et anus, rectum, vagin et utérus, oviducte, ovaires et ligament large, vessie et uretères, urèthre.

7 Ablation des organes intra-pelviens.

a. Mâle. — Destruction progressive des adhérences de la vessie et de l'urèthre. — Incision des trajets inguinaux et rabattement des testicules dans l'abdomen. — Destruction des adhérences de la verge dans l'entre-deux des cuisses. — Rabattement de la verge en arrière après section du fourreau. — Section des ligaments suspenseurs. — Destruction des adhérences sur l'arcade ischiale. — Rabattement de la verge dans la cavité pelvienne. — Traction d'arrière en avant pour terminer l'ablation des organes en rasant la face inférieure du coccyx et la face interne du bassin. — Nettoyage et exploration de la cavité pelvienne.

b. Femelle. — Destruction progressive des adhérences au niveau de la voûte sous-lombaire (ligaments larges), des ligaments

sacro-sciatiques, du plancher du bassin et de l'arcade ischiale. — Nettoyage et exploration de la cavité pelvienne.

8. **Examen des organes intra-pelviens isolés.**

    a. Mâle. — Ablation du rectum. — Exploration méthodique de
la vessie, de l'urèthre, de la prostate et des glandes de
Cowper, de la verge, des testicules et des canaux déférents.
Examen de l'intérieur de l'urèthre, de la vessie, des vésicules
séminales, du corps caverneux et du gland. — Muqueuse.
— Orifices excréteurs des glandes. — Coupes transversales
du corps caverneux.

    b. Femelle. — Ablation du rectum. — Exploration méthodique
des ligaments larges, des ovaires et des trompes, de l'utérus,
du vagin et de la vulve. — Incision médiane du plafond du
vagin, du corps et des cornes de l'utérus pour l'examen de la
muqueuse. — Coupes des ovaires pratiquées dans des directions variées.

    Mamelles. — Examen de ces glandes. Ganglions inguinaux
superficiels, vaisseaux et nerfs mammaires. — Incision
des trayons et exploration des conduits galactophores. —
Coupes pratiquées en divers sens.

9. **Vaisseaux et nerfs du bassin.**

Ganglions sous-lombaires et quadrifurcation terminale de l'aorte.
— Incision de cette dernière et de ses branches terminales. — Ganglions inguinaux profonds.

Isolement et incision des troncs veineux. — Isolement des branches
du plexus lombo-sacré et de la portion pelvienne du grand sympathique.

4ᵉ CONFÉRENCE.

Autopsie des régions superficielles de la tête, de la cavité buccale, du voile du palais, du pharynx, de l'œsophage, des poches gutturales, du larynx et de la trachée.

---

1. **Régions superficielles de la tête.**

   a. Nettoyage des naseaux, de la bouche, des yeux et des oreilles, etc.

   b. Incisions cutanées et dépouillement de la région.

   c. Région parotidienne : Glande. — Vaisseaux et nerfs. — Canal de Sténon.

   d. Région auriculo-temporale et la région massétérine; régions des naseaux et des lèvres.

2. **Régions profondes.**

   e. Fenêtre à la cavité buccale.

   Temps successifs :

   1. Dissection de l'espace intra-maxillaire. — Ganglions de l'auge.

   2. Destruction des adhérences sur le maxillaire.

   3. Incision de la joue et destruction des adhérences sur l'apophyse coronoïde.

4. Sections portant sur le maxillaire. — Rabattement du segment antérieur et ablation du segment postérieur.

f. Examen des régions profondes.

Ablation du ptérigoïdien interne et rabattement de la parotide en arrière en prenant soin de ménager les vaisseaux et les nerfs. — Mise à découvert de la poche gutturale, du pharynx, de l'œsophage, du larynx, du corps thyroïde et de la trachée, de la glande sous-maxillaire et du canal de Wharton, des ganglions rétro-pharyngiens. — Dissection, s'il y a lieu, de la cavité buccale, de la joue, de la langue, du voile du palais, du palais et des organes précédemment cités. — Exploration des vaisseaux et nerfs de la région sous-parotidienne.

g. Cavité pharyngienne et poches gutturales.

Incision pratiquée le long du péristaphylin interne. — Pénétration dans la cavité du pharynx. — Incision de la poche gutturale gauche, puis de la droite.

h. Ablation de la langue, du pharynx, du larynx, de l'œsophage, de la trachée.

Rabattement en avant de la trachée et de l'œsophage. — Section transversale du pharynx, du voile du palais, du pilier droit de la langue, de la muqueuse buccale, de l'os hyoïde, des muscles mylo-hyoïdien et digastrique droits, des tendons réunis des génio-glosse et génio-hyoïdiens, des vaisseaux et des nerfs.

i. Étude de la langue, du larynx et de la trachée sur la pièce isolée.

1. Nettoyage de la pièce.

2. Dissection de la langue.

3. Examen de la muqueuse pharyngienne et de la glotte par incision de l'œsophage et de la face supérieure du pharynx.

4. Étude des cavités laryngienne et trachéale par incision de la face supérieure de la trachée et du larynx. — Corps thyroïde.

5ᴱ CONFÉRENCE.

Autopsie de la cavité orbitaire et de l'œil, des cavités nasales, sinus, cavité crânienne et encéphale. — Autopsie de la moelle épinière.

[On suppose que la fenêtre à la cavité buccale a été pratiquée. (V. 4ᵉ Conférence.)]

1. **Régions orbitaire et de la base du crâne.**

   a. Isolement des différentes branches du trijumeau.

   b. Fenêtre à la cavité orbitaire. — Fosse temporale. — Divisions de l'art. maxillaire interne.

   c. Vaisseaux et nerfs de l'orbite.

2. **Globe oculaire et organes annexes.**

   a. Technique de *l'ablation de l'œil*.

   b. Examen des *paupières*, de la *conjonctive*, du *corps clignotant*, de la *glande lacrymale*, de la *capsule de Ténon* et des *muscles*.

   c. *Opérations portant sur le globe oculaire.*
   Exposé de la technique permettant l'étude des diverses parties de l'œil.

3. **Autopsie des cavités nasales, des sinus, de la cavité crânienne et de l'encéphale.**

   a. Technique de *l'ablation du maxillaire inférieur*.

   b. Dissection de la *fausse narine* et des *cartilages des naseaux*. — Incision de la fausse narine pour l'examen de sa cavité, de l'égout nasal, etc.

c. *Section longitudinale de la tête, pratiquée un peu en dehors de la ligne médiane.*

Indication précise de la technique à suivre.

d. *Coupe médiane de l'encéphale et des ventricules latéraux.*

Ablation des hémisphères cérébraux et étude de leur surface. — Coupes transversales de ces hémisphères pour l'étude du corps strié, des capsules interne et externe, etc.

e. *Cavité crânienne.*

f. *Cloison nasale, cornets, ethmoïde, sinus.*

Technique de l'ablation de la cloison nasale. — Exploration des méats. — Fenêtration des cornets et exploration des sinus. — Ablation complète des cornets. — Fenêtration de la face externe des sinus.

4. Technique de l'ablation de l'encéphale, dans sa totalité.

Différents procédés d'extraction.

Temps successifs. — Précautions à prendre.

Manipulations diverses exécutées sur l'encéphale.

Vaisseaux et pie-mère. — Circonvolutions. — Nerfs crâniens, etc. — Manipulations à effectuer sur l'encéphale recueilli dans sa totalité, en vue de la recherche des lésions : Examen des différents ventricules; coupes, etc.

5. Technique de l'ablation de la moelle épinière et des méninges rachidiennes.

Opérations diverses à exécuter sur la moelle et ses enveloppes en vue de la recherche des lésions.

6ᵉ CONFÉRENCE.

Autopsie des membres.

---

1. **Membres antérieurs.**

    a. *Technique relative à l'isolement des différentes branches du plexus brachial et des gros vaisseaux de la face interne de l'épaule.*

      1. Position à donner au cadavre et au membre.

      2. Section et renversement des pectoraux.

      3. Dissociation, isolement et examen des branches nerveuses et des vaisseaux.

    b. *Technique relative à l'ablation des membres antérieurs* (V. 2ᵉ conférence).

    c. *Technique relative à l'exploration méthodique de la face interne des membres, après leur ablation.*

      Examen des régions sous-scapulaire, humérale, antibrachiale, carpienne, métacarpienne, digitale (aponévroses, muscles et tendons, vaisseaux et nerfs, etc.).

    d. *Exploration de la face externe des membres.*

    e. *Examen des articulations.*

    f. *Technique particulière à l'exploration méthodique de la région digitée.*

2. **Membres postérieurs.**

    a. *Technique relative à l'isolement*, sur la face interne du membre abdominal en place, des *principales branches vasculaires et nerveuses.* — Nécessité de pratiquer une *fenêtre au bassin* (V. 3ᵉ conférence) pour remonter à l'origine de ces vaisseaux ou de ces nerfs. — *Incision* des artères et des veines sur la sonde cannelée, en partant de la quadrifurcation terminale de l'aorte ou de la veine cave postérieure. — *Ganglions lymphatiques* sous-lombaires, inguinaux profonds et poplités.

b. *Technique relative à l'ablation des membres postérieurs* par désarticulation coxo-fémorale.

c. *Technique relative à l'exploration méthodique des différents segments des membres postérieurs, sur la face interne et sur la face externe.*

7ᵉ CONFÉRENCE.

Autopsie de la cavité abdominale chez les ruminants [1].

Le bœuf sera pris comme type.

1° *Fixation du sujet* sur la table-chariot. — Nettoyage. — **Manuel** des *incisions cutanées et dépouillement* (V. 1ʳᵉ conférence).

2° Incision circulaire et rabattement de la paroi abdominale inférieure.

3° *Première exploration de la cavité abdominale.* — Face gauche du rumen et épiploon. — Rate et diaphragme. — Circonvolutions intestinales, etc.

4° *Technique de l'ablation des estomacs.*

Destruction progressive des adhérences post-diaphragmatiques et **rabattement** des estomacs du côté de la table. — Double ligature à l'œsophage et section intermédiaire. — Destruction des adhérences du bord gauche du rumen à la voûte sous-lombaire en laissant le pancréas en place. — Section des artères **splénique** et **gastriques**. — Rabattement plus prononcé des estomacs et destruction des adhérences du feuillet. — Exploration de la caillette et du duodénum. — Section de ce dernier, après ligature, à 20 centimètres du pylore. — Libération **complète** des estomacs par section de l'épiploon à quelque distance de son insertion intestinale.

5° *Technique de l'ablation des intestins.*

Étude de l'intestin encore en place, mais sorti de l'abdomen, le grand mésentère étalé. — Exploration des ganglions lymphatiques. — Section, après ligature, du côlon flottant, à l'entrée de la cavité pelvienne. — Destruction progressive des

[1] D'une manière générale, la technique des autopsies, chez les ruminants, est passible des mêmes règles que chez le cheval, exception faite de la cavité abdominale. (V. par suite les six premières conférences.)

adhérences. — Isolement et section des artères mésentériques. — Isolement du pancréas et du canal pancréatique. — Section, après ligature, du duodénum en arrière de ce canal. — Ablation des intestins. — Nettoyage soigné de la cavité abdominale.

6° *Exploration méthodique des organes intra-abdominaux et intra-pelviens en place, après ablation de la masse digestive.*

7° *Ablation du diaphragme et des organes post-diaphragmatiques*, conformément aux indications fournies pour le cheval.

8° *Explorations portant sur ces organes non isolés.*

9° *Manipulations à effectuer sur les organes séparés.*

_____

8ᵉ, 9ᵉ ET 10ᵉ CONFÉRENCES.

Autopsie du porc, des carnassiers et des petits animaux d'expérience.

———

Ces trois conférences seront consacrées :

La première, à l'autopsie du porc ;

La deuxième, à l'autopsie du chien et du chat ;

La troisième, à l'autopsie du lapin, du cobaye et des oiseaux.

On ne croit pas devoir, pour éviter des répétitions au moins inutiles dans un programme, fournir un *sommaire détaillé* de ces dernières conférences pratiques.

On fera connaître les différents procédés d'immobilisation des cadavres sur la table, ou, pour ce qui concerne les petits animaux, sur les divers appareils utilisés à cet effet.

———

TABLE GÉNÉRALE DES MATIÈRES.

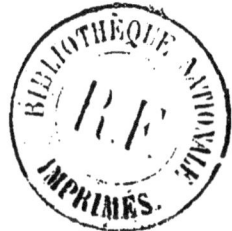

www.ingramcontent.com/pod-product-compliance
Lightning Source LLC
Chambersburg PA
CBHW060130200326
41518CB00008B/987